Keep Fit:
Small Price, Big Difference

小資女塑身法…

讓妳

花小錢，大變身！

國家圖書館出版品預行編目資料

小資女塑身法：讓妳花小錢, 大變身！／王凱芬編著.
-- 初版. -- 新北市：雅典文化, 民103. 11
面；　公分. --（健康生活系列；19）
ISBN 978-986-5753-26-9(平裝)

1. 減重

411. 94　　　　　　　　　　　103018450

健康生活系列　**1 9**

小資女塑身法：讓妳花小錢，大變身！

編著／王凱芬
責編／廖美秀
美術編輯／林家維
封面設計／林家維

法律顧問：方圓法律事務所／凃成樞律師

總經銷：永續圖書有限公司
永續圖書線上購物網
www.foreverbooks.com.tw

CVS代理／美璟文化有限公司
TEL：（02）2723-9968
FAX：（02）2723-9668

出版日／2014年11月

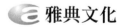 雅典文化

出版社

22103　新北市汐止區大同路三段194號9樓之1
TEL　（02）8647-3663
FAX　（02）8647-3660

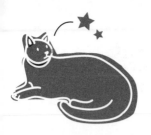

第一章
減肥個性化方案，
借助小道具來瘦身

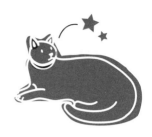

第二章
家居瘦身大法，
讓減肥成為一種生活習慣

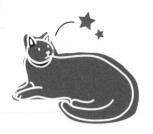

第三章
導引瘦身，
修行近日形如鶴

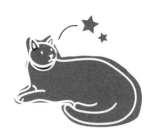

第四章
媽咪瘦身「速」形記
辣〈媽魅力依舊

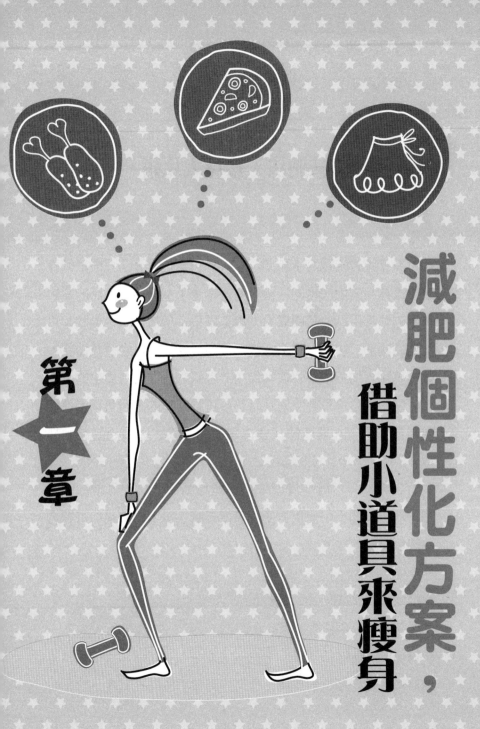

第一章

減肥個性化方案，借助小道具來瘦身

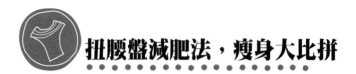

扭腰盤減肥法，瘦身大比拼

　　為了燃燒自己身上脂肪，女人們可算是變著法兒的鍛鍊身體，以達到減肥的目的。扭腰盤就是應了女人們對減肥的需求誕生的健身用品。扭腰盤的人體工學型結構吻合足弓形狀，可使您的腰部、胸部、腿部、腹部得到鍛鍊從而達到減腹瘦腰、豐胸美腿、增強皮膚彈性等作用。腳踩在扭腰盤上產生的摩擦力使體內產生焦耳熱來消耗脂肪，扭腰盤裡的磁石可以促進體內血液循環，加快新陳代謝排除體內毒素，從而起到減肥功效。

　　按摩健身扭腰盤就像一塊不能移動的滑板和無環的呼啦圈，佔用空間小，使用方便，簡便易練，以下提供幾種練習方法讓你參考：

1‧左右扭動身體，腿半蹲，這種練習可加速腿部血液循環，對那些平時很少運動的人效果尤佳。

2‧伸開雙臂擺成十字形，然後左右扭動5～8分鐘，從而達到豐胸降脂，健美體態的作用。伸開雙臂呈對角形，其中一臂垂直

向上，另一臂垂直向下，然後身體左右扭動，重複練習，可以減掉腰部的脂肪。

3・身體身前彎曲，然後左右扭動，這種練習可以增加人體的肺活量。

　　嘗試各種自然放鬆的扭動動作可能需要長期練習，不過掌握這種練習方式之後，你會真正體驗到按摩健身扭腰盤給你帶來的無窮樂趣。還可以配合你喜愛的熱門音樂練習，但要與你的跳舞方式區別開來。

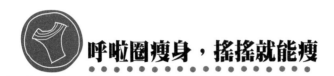

呼啦圈瘦身，搖搖就能瘦

呼啦圈是一種運動強度較低，在均勻減脂和雕塑腰腹線條方面表現出眾的塑身方式，我們喜歡用它來減掉我們小腹的肉肉，但是傳統的呼啦圈玩久了對內臟會有一點損害，從韓國流行起來的軟體呼啦圈採用的彈簧軟體結構，克服了硬體呼啦圈對身體造成的很多不良影響，而且它不僅能當傳統呼啦圈使用，還能彎成各種角度，當作拉力器鍛鍊身體的各個部位，讓你不僅擁有迷人腰身，更能完成全身的減肥計畫。冬天在家懶得出去的朋友強力推薦。

1·前屈身

雙腳站立與肩同寬，雙手握住呼啦圈，分別呈10點和2點位置，並將其置於腳前。屈膝、臀部向下坐，到離地大約1公尺處停住。用呼啦圈支撐身體，向前伸直雙臂，感到雙肩有拉伸感。

2·直弓步

站在呼啦圈裡面，向前平舉右手。後背頂住呼啦圈，盆骨收緊，肩膀放鬆，胸部保持向上挺的姿勢。稍稍彎曲膝蓋，逆時鐘方向搖呼啦圈，記住要保持平衡。當感覺呼啦圈往下掉的時候，站直，用臀部的力量施加力量。

3・邊側弓步

自然站立，雙腳打開並保持平行，比肩膀稍寬。先試著搖動呼啦圈，然後你可以左右晃動屁股，以便呼啦圈碰得到腰部。

4・光圈法

站立，用右手輕輕拿起呼啦圈，手掌向下。緩慢地開始逆時鐘方向轉動呼啦圈，漸漸使之到達頭部。用大拇指把呼啦圈反轉過來的同時，換手。用你的手給呼啦圈施加力，使之來回轉動。這樣的話，呼啦圈就會不斷地碰到手心和手背。

5・走動法

用前弓步的姿勢準備。儘量使呼啦圈的轉動跟地面平行，接下來用臀部每給呼啦圈一次推力的時候，都要向前進一步。

當感覺熟練的時候，可以走動得快一點。

6 · 轉移法

　　用左手輕輕地握住呼啦圈，手心向下。順時針搖動呼啦圈，使之與地面平行。當它在你身後左右搖擺的時候，你把呼啦圈轉移給左手，然後使呼啦圈再轉至前面。不停地換手練習，完成圓圈形的轉動。當你熟練的時候，你可以一邊走一邊轉呼啦圈，也可以用蹲立的姿勢來轉呼啦圈。

悠閒啞鈴操，輕鬆塑造完美線條

運動，健身，減肥是女人永遠都離不開的，持續有氧運動不但可以讓我們身體更強壯，更健康，而且可以幫助我們燃燒脂肪，塑造美好身材。啞鈴操是一種比較簡單而且方便的運動方法，也是居家瘦身的運動方法中比較推薦的一個。這裡就為大家推薦一套每天20分鐘啞鈴運動，每天持續20分鐘，美好身材很快就會降臨哦，還等什麼，趕緊行動起來吧！

1 · 手臂彎舉

練習部位：手臂前側。

動作要領：雙腿前後分立，重心放於前腿（膝蓋微曲），吐氣雙臂慢慢向上舉起至90度，吸氣還原（增加2～5磅負重效果更佳）。

訓練效果：打造迷人手臂線條。

2 · 肩上推舉

練習部位：肩部兩側。

動作要領：雙腿分立。兩膝微曲，挺胸收腹。雙臂打開成180度，上臂水平於地面。吐氣向上推舉。之後吸氣回到起始位置。

訓練效果：使雙肩線條優美流暢，打造香肩美女。

3·體側腰曲

練習部位：體側腰部

動作要領：雙腿分立，膝蓋微曲。髖關節以上腰部吐氣側曲，吸氣還原。

訓練效果：緊實小蠻腰，塑造腰部曲線。

4·分立下蹲

練習部位：腿部內側以及臀部。

動作要領：雙腿分立至兩倍肩寬，慢慢吐氣屈膝向下（保持上身挺胸收腹），之後吸氣還原。

訓練效果：修飾腿部線條，塑造完美翹臀。

啞鈴＋小器材

作為局部健身的必備工具，用啞鈴搭配一些全身運動的器材，可以達到「一加一大於二」的效果。譬如搭配健身球可以

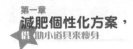

加強胸肌和腰腹的韌性；配合平衡板可以增進腰部、側腰、腹部的身體支撐部位力量。

1‧上身躺在健身球上，慢慢打開雙臂。

2‧收攏雙臂的同時，感覺到胸肌在用力。

其實，運動也需要想像力，你可以利用很多生活中的場景幫你隨時達到運動的效果，並產生愉悅情緒。

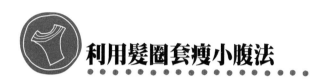

利用髮圈套瘦小腹法

　　髮圈綁在頭髮上確實算不上什麼稀奇的事情，但綁在腳趾和手指就大不同了。要知道我們走路時身體重心是放在腳的外側，久而久之就會使身材或多或少的變形，而將雙腳的大拇指綁在一起，就可以將身體重心移到內側，還能刺激肚子上的穴位，從而達到瘦小腹、矯正體形的效果。

將髮圈綁在腳趾上

1．用髮圈將雙腳的大拇指綁起來，平躺，在腰部墊上合適的軟墊。

2．雙腿併攏，抬起。雙手往頭頂上方舉，並帶動上半身，盡力向上，持續10～15分鐘。

將髮圈綁在手指上

1．用舊的橡皮筋在手的食指和拇指上綁上幾道，這樣指尖收到的刺激感會傳到身體，身體就會自然的縮進。從而有利於瘦身。這個動作簡單，隨時隨地都可以進行。每次的時間控制在

15分鐘以內。

2．在進餐的時候，可以把大拇指放在食指上，用橡皮筋綁上兩道，這樣手的動作不是很靈活，以此來監督自己少進食。時間要控制在15分鐘以內。

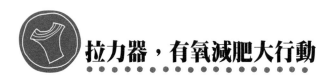

拉力器，有氧減肥大行動

　　拉力器運動簡便易行，不受場地的限制，而且能起到強身健體的運動功效，與啞鈴有異曲同工之妙。下面介紹幾種用拉力器鍛鍊肌肉，改善體型的方法，以便你更好地對此項家庭運動有個全面的瞭解。

1·直臂下拉

　　兩腳開立，兩手握拉力器兩端舉於頭上。直臂將拉力器向兩側下拉，靜止片刻，慢速還原。

2·臂彎舉

　　直立，用腳踩住拉力器下端，同側手握住上端把柄，上臂緊貼體側。前臂彎舉，至肱二頭肌徹底收縮。兩臂交替做。上臂與前臂之間的夾角在50～60度之間為最佳。

3·頭後臂屈伸

　　兩腳開立，一手握拉力器下端，另一手於頭後握拉力器上

端把柄。上臂用力向上挺伸，靜止片刻，慢速還原。兩臂交替做。

4．雙肩上聳

兩腳踩住拉力器下端，兩手分握拉力器上端把柄。雙肩先後做前聳、後聳和上聳動作，靜止片刻，慢速還原。

5．腕屈伸

坐姿，前臂置於大腿上，兩手反握拉力器上端把柄，下端固定。

6．水平屈伸

直立，兩手握拉力器於背後。兩臂同時向外推拉力器，待伸直後靜止片刻，再慢速還原。

7．體側屈

兩腳開立，一腳踩把柄，上半身側屈，同側手握住拉力器上端把柄。上半身用力向異側屈，靜止片刻，慢速還原。兩側交替做。

8 · 直腿硬拉

兩腳開立，用腳踩住拉力器下端，上半身前屈，兩手分握拉力器上端把柄。由背肌發力抬起上半身，靜止片刻，慢速還原。

9 · 頸屈伸

將一特製寬布帶繫住拉力器一端套在頭上，另一端固定於身前。做頸部屈伸動作，靜止片刻，慢速還原。此動作主要鍛鍊頸後肌群，提高頸椎靈活性。

10 · 直立上拉

兩腳開立，兩手正握拉力器上端把柄，下端固定。兩臂屈肘上拉至鎖骨上，靜止片刻，慢速還原。

注意：如果拉力過大在瞬間爆發就會成為無氧運動，起不到減肥的作用，反而會長出結實的肌肉，女生想使用拉力器減肥拉力範圍應為45N～150N，如果拉力太低也不能起到鍛鍊作用。

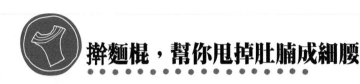 擀麵棍，幫你甩掉肚腩成細腰

張麗，3個月前在網路學了擀麵棍減肥，買來3根長短不一的擀麵棍，用來瘦大腿、瘦胳膊，小肚子。平時看電視時，她就拿著擀麵棍來回滾動。持續了半個月後，她覺得很有效果。

下面幾個動作就能簡簡單單的甩掉小肚腩：

1‧自然站立，雙腳分開與肩同寬，將擀麵棍放在身後，屈肘固定。

2‧保持上一個動作，自然站立，兩腳分開與肩同寬，上半身往右扭轉，扭轉到腰部有受力的感覺時，再將上半身往左邊扭轉。

3‧回到動作1，然後身體向左傾斜，當側腰有伸展跟舒展的拉伸感最強烈時，保持姿勢2～4秒鐘，再將身體回到原始動作。再向另一側傾斜。

4‧自然站立，雙腳比肩稍寬，雙手持擀麵棍兩端，手臂伸直，舉至頭上方。先向後振臂，再將手臂伸向前方，彎腰向下，腿

不要彎。

5‧自然站立，分開雙腳與肩同寬，雙手持擀麵棍兩端放至腦後，與肩呈水平，下蹲，起立，同時持擀麵棍手臂上舉，手臂上舉的同時，抬起後腳跟。

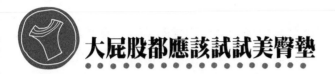

大屁股都應該試試美臀墊

「快快，我給你看看這款從日韓風靡過來的新產品，最近在網上賣得非常好，愛美女性瘋搶的美臀墊。」老闆熱情的從一大堆新貨中拿出了一個像枕頭、貓窩還是四不像的有些難以捉摸的東西遞給了小藝。

老闆說「美臀墊是昨天剛到的新貨。老客戶回單，聽說到了新品，就好奇看看。昨天一上午短短3小時，第一批美臀墊就被搶購一空。」

為什麼美臀墊這麼熱銷呢？美臀墊到底有什麼神奇之處呢？

原來美臀墊是依照人體重心原理，採用穩定感極佳左右兩側隆起的「凹」字形結構，由外往內側施加壓力，使臀部重心保持在內側，讓臀部更加緊實有彈性，塑造「小而美」的臀部效果，讓您隨時保持美麗端正的坐姿。15度的傾斜設計，在維持臀部緊實的同時，還能幫助背部自然挺直伸展，擺脫彎腰駝背的惡習，避免長期的姿勢不良引發腰酸背痛的困擾，非常適合上班族的女性。

　　美臀墊還可以拿來當做瑜伽動作的輔助器材，美臀墊的內芯選用了零壓記憶慢回彈材質，受壓後均能恢復原狀。因為擁有非常棒的低反彈效果，所以在做瑜伽時，用上美臀墊作為緩衝輔助，在一定程度上減緩了地板帶給練習者的硬度。

　　美臀墊的用法也很簡單，我們來看看使用方法：

1·空閒時，腰挺直，雙手放腿部，雙腿收回盤坐在坐墊上。坐上去很舒服，臀部有點被擠壓的感覺，與其他坐墊相比它更能穩定坐姿，保持美麗端正姿態。

2·把美臀墊放在辦公室座椅上，坐在上面工作一天。一天工作下來一點也不累，屁股也沒有以前那種坐疼、坐扁的感覺。還能感覺屁股沒有之前鬆弛，臀部更加緊實有彈性。

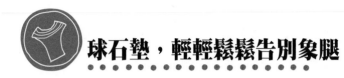

球石墊，輕輕鬆鬆告別象腿

夏天就要到了，那些腿上有肉肉的美眉總是很苦惱。大街上別的女孩穿著熱褲招搖過市，看在眼裡，急在心裡。總是怕被人看到自己的「象腿」。不用怕，這裡有個快速瘦腿的偏方，讓你告別象腿。這個小偏方的道具就是——球石墊。踩在球石墊上的鵝卵石足下產生摩擦力進行按摩，足下連接身體各個穴位，透過足底按摩，可加速腿部的血液循環，促進腿部新陳代謝，以達到瘦腿美腿作用。

球石墊的使用方法也很簡單，可以將球石墊鋪在客廳、臥室或空氣清新的公園裡。赤足在球石墊上來回快走兩次，每次15～20分鐘。剛開始腳底有點疼，腿部發熱厲害，每次走後，大腿上面都會滲一層汗，持續了一個月，腿確實比以前更細美。

還可以坐躺在球石墊上，手撐在墊子上，兩條腿伸直張開收合再張開，如此來回。不到幾分鐘，大腿就發熱了，之後小腿發熱，感覺腿部的血液循環加快了，腿部變紅，持續一個月，瘦腿效果很明顯。

想要在短時間內就能取得瘦腿的效果，在踩球石墊的時候還可以配合瘦腿食療方——白菜+米醋瘦腿。

準備圓白菜兩片、芹菜3根、米醋半勺、砂糖少許、鹽少許。去除圓白菜的硬芯，切成細絲，芹菜切成小段備用，把切好的圓白菜和芹菜放入容器內，淋上攪拌過的米醋即可。

圓白菜含有豐富的 β 胡蘿蔔素、維生素C、鉀、鈣。一杯圓白菜含鈣量相當於半杯牛奶的鈣含量。β 胡蘿蔔素及維生素C都是抗氧化劑，是美膚的重要法寶；鈣是強健骨骼的「最佳搭檔」；芹菜健胃順腸，助於消化，對下半身水腫、修飾腿部曲線有至關重要的作用。

在踩球石墊的時候，還有以下幾點需要注意：

1．有出血症的人士，在出血症狀期間不宜使用。如：咳血、吐血、便血、腦出血、胃腸道出血、子宮出血、內臟出血等。

2．婦女自月經期間及妊娠期間不宜使用。

3．肺結核活動期間，急性心肌梗塞病情不穩定者、嚴重腎衰竭、嚴重心力衰竭、肝壞死，及危重病人不宜使用。

可愛球操，輕輕鬆鬆減掉腹部贅肉

　　運動本身不難，難的是在運動得滿頭大汗、體力透支時還能微笑。電影《瘦身男女》中，體重260磅的肥妹之所以能持續地獄般的瘦身計畫，實在是因為有巨大的愛情動力，而電影中她「壓」在健身球上的那組鏡頭更是深入人心。

　　「受難」的球真能扛得住她？後來，又在電影《特務謎城》裡看到成龍大哥將此球玩得出神入化，更大大引發了本人對此球的興趣。結果，幾次嘗試讓周圍人大跌眼鏡，不要說優美姿態，想不從球上「摔」下來都難，於是更佩服那個肥妹，她竟可以把動作做得那般優美。

　　當冷風開始往衣領裡鑽，肚子和大腿上的脂肪也跟著湊起熱鬧來。但懶人自有懶辦法，在逃離了各種運動器材和游泳池、大操場之後，只要有兩三平方米的空間，還可以打打健身球的主意。

　　來點音樂，怎麼舒服怎麼來，哪怕沒有周密的計畫，一樣可以達到瘦身效果，更何況，不管男人女人，喜歡球的人，境界總不低嘛！

　　健身球除了可以拿在手上拍幾下之外，還可以透過人群的組合，動作樣式的變化，或者加入一些其他動作使其更具魅力。不受約束，和球一起進入變形世界。

俯臥撐式

1‧臉部朝下趴在球上，雙手著地。用雙手慢慢向前移動，使球在身體下方緩慢滾動，直至脛骨。（初學者只需將球移至大腿下方）。

2‧雙手分開，與肩同寬，保持身體平衡，手臂與地面垂直。

3‧兩肘向外慢慢打開，胸部下沉，當上臂與地板平行時，保持這個姿勢停頓數秒。（初學者彎曲手肘，下臂著地，然後撐地挺直手臂。）重複8～12次。

屈腿式

1‧仰面躺下，腿部伸直，抬起雙腿，腳跟抵住球。

2‧下壓腳跟，收縮臀部，使臀部抬離地面，腳部至肩部呈一條直線。

3‧迅速彎曲膝蓋，使球沿臀部方向滾動；伸展雙腿，將球滾回。放下臀部，回到起始位置。

4‧如果要增加難度，臀部在整個動作期間不能著地。重複10～

12次。

四肢抱球式

1‧仰面躺下，腿部伸直，伸展雙臂，雙手握球。同時抬升雙腿與雙臂，頭部與肩部離地。

2‧雙腳、雙手同時觸球後，將球夾在兩腿之間。

3‧放下手臂部與腿部，平躺在地板上。重複以上動作，這次在四肢達到最高位置後，雙腳與雙手輪流夾球。

4‧放下手臂與雙腿，平躺在地板上。重複5～8次。

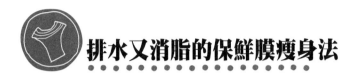

排水又消脂的保鮮膜瘦身法

很多朋友都被肥胖困擾著，然而發現有很多的減肥方法根本就不適合自己，尤其是那些自己很懶的運動的人，更是難以減去身上的贅肉。看到電視螢幕上的「小腰精」們真是羨慕嫉妒恨啊。其實，明星也是肉長的啊，為什麼她們的身材能保持的那麼凹凸有致呢，這其中定是有奧妙。在明星族中，很流行保鮮膜瘦身法。

成功範例一：江映蓉

在09快女的決賽中，我們見證了江映蓉的突飛減肉的過程，甚至一個星期內變了瘦身佳人，擁有了更加火爆的窈窕身材，很多人都不知道到底是用了什麼減肥方法，令她如此神奇地變成減肥界的焦點。江映蓉在接受採訪的時候，首次爆料拿出一卷保鮮膜，透露這就是減肥祕訣。不過在背包中最為搶眼的還是莫過於兩個用保鮮袋包著的青蘋果以及一卷保鮮膜。連自己都說自己瘦了很多都不知道。

成功範例二：舒淇

舒淇的招牌瘦身方法是想哪裡瘦就在哪裡纏保鮮膜，將保鮮膜包裹在想瘦的部位，然後打開音響盡情跳舞，流汗之後自然便有成效，但要記得別包太長的時間，否則皮膚會過敏。

成功範例三：馬伊琍

馬伊琍的成功瘦身祕訣是「保鮮膜+運動」。如果覺得哪裡比較肥胖，就把保鮮膜及時纏到那兒，然後做跳繩、跑步等中小強度的有氧運動大約1～2小時。

下面為大家推薦一些現在比較流行的保鮮膜+粗鹽瘦身法：

粗鹽──按摩粗鹽可以有效排出體內多餘水分，並促進皮膚的新陳代謝、清除體內廢物，再加上粗鹽可以軟化污垢、補充身體鹽分和礦物質，所以不但減肥效果超棒，還能使肌膚也變得細緻粉嫩、有彈性。

保鮮膜──具有密閉發汗的作用，加速粗鹽成分對脂肪的燃燒和分解，使減肥效果顯著。

1・粗鹽保鮮膜瘦雙下巴

（1）取適量粗鹽放置於左手手掌心，再用少量水調勻粗鹽，從左向右按摩下巴20下，使下巴產生熱力。

（2）再轉用右手繼續按摩下巴20次。

（3）撕適當長度保鮮膜包住下巴，使熱力繼續燃燒，促進下巴部位的脂肪燃燒。

（4）再用毛巾固定保鮮膜，等10分鐘後連同保鮮膜除去，用溫水沖去鹽粒即可。

2・消除水腫的臉部

（1）先用水將手和臉部打濕，再以拍打的方式在臉部塗上粗鹽，並且預先準備5條熱毛巾和5條冰毛巾。

（2）在保鮮膜上留出一個小孔作呼吸用，再用其包住整張臉。

（3）先用熱毛巾敷臉1分鐘，再用冰毛巾敷臉1分鐘，如此循環5次後，除去臉部的保鮮膜，再用溫水洗淨粗鹽。

3・消滅水桶腰及大象腿

（1）雙手各拿一撮粗鹽。

（2）坐在椅上，用水打濕腹部和腿部，將手中的粗鹽均勻

塗在腹部和大腿上，用拳頭來回推抹腹部和大腿各5分鐘。

（3）當腹部和腿部被推抹至發熱時，用保鮮膜包裹這兩個部位，10分鐘後除去保鮮膜，再用溫水洗去鹽粒。

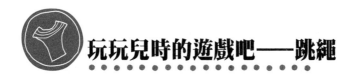

玩玩兒時的遊戲吧——跳繩

　　每個時尚美眉一定都還記得年少時愛玩的遊戲——跳繩。跳繩的回憶伴隨著年齡的增長被我們逐漸掩埋，但如果細細回想，那永遠有快樂笑聲的童真年代又彷彿回到了我們眼前。是時光拋棄了最初的美好，還是我們選擇了其他。總之，跳繩這個兒時的遊戲方法已漸漸地遠離了我們的生活，一個長大的成人世界。當我們為了瘦身美體而拼命地往健身房跑時，我們何不重拾那舊日的美好回憶呢？

　　跳繩是一項大眾運動，因其價格便宜，對運動場所基本沒什麼要求，而且容易掌握要領，所以一直有許多忠心的「跳繩迷」。其實，在美體中，跳繩也佔有重要的地位。

　　跳繩是最佳的健美操，不但可以減少腿部、臀部多餘的肉，使動作敏捷，穩定身體的重心，並能使全身的肌肉勻稱有力。

　　跳繩只要手握一根繩子，就可以運動了，無需其他特殊器材，或是特定的服裝，可以在任何空間跳躍。跳繩不但男女老少皆宜，而且就像游泳和騎車一樣，一旦學會了，一輩子都不

會忘記。

　　跳繩是特別適宜秋冬季的大眾健身運動，而且對女性尤為適宜。從運動量來說，持續跳繩10分鐘，與慢跑30分鐘或跳健身舞20分鐘相差無幾，可謂耗時少、耗能大的有氧運動。每當過完一個炎熱的夏季，很多女孩便以為可以鬆一口氣，因為不用再穿那些貼身的時裝，就可以不用那麼拼命運動減肥了。但殊不知，就是秋冬季的稍一疏忽，讓很多懶女孩在夏日付出的努力一下子付諸東流。

　　一般來說，因為秋冬的天氣更加涼爽，人體的感覺更加舒適，因此往往會吃下去更多的美味，如果再忽視運動，那麼脂肪會很快堆積。

　　到底什麼樣的運動適合秋冬季節進行？很多有著豐富減肥經驗的人一致認為跳繩是一個不錯的選擇，這個答案得到了不少健身專業人士的肯定，這些專業人士認為跳繩，除了可以減肥之外，也是最適合鍛鍊身體的運動之一。加上跳繩花樣繁多，可簡可繁，隨時可做，一學就會，因此成為當今在全世界流行的健身方法，加上越來越多的娛樂明星也把跳繩列為自己保持身材和鍛鍊身體的方法，更使得跳繩這一普通的活動成為了大眾健身的明星。

　　跳繩運動所消耗的熱量非常驚人。以一個體重55公斤的人

來說，跳繩10分鐘大約可以消耗90千卡的熱量，遠高於打籃球（76千卡）和跑步（74千卡）。

此外跳繩還可以強化心肺功能，能增強肩膀、背部和手腳的肌力，有改善身材曲線的作用。想要充分發揮跳繩運動的優點，跳繩的動作非常重要。

跳繩時，雙腳離地面的高度不可太高，只要讓繩子能蓋過就好，約離地面25公分即可；當腳著地時，膝蓋必須稍微彎曲，並用腳底前半部輕輕著地，這樣才不會對腳踝和小腿造成傷害。

但是再簡單的運動也有需要注意的細節，跳繩需留心的地方包括以下幾點：

1 · 跳繩時間的長短

通常是每次30分鐘，一星期5次，但是並非絕對的，這要視個人的體力以及需要量而定。剛開始學跳繩，一次跳5分鐘也許就氣喘吁吁了，那麼就不必強迫自己跳30分鐘，動作熟練後，運動30分鐘，尚覺得意猶未盡，便可以增加時間。

2 · 必不可少的暖身活動

　　儘管有人認為跳繩是很容易傷害膝蓋的運動，但根據專家研究報告指出，跳繩對膝蓋的衝擊力量只有跑步的1/7～1/2。而且只要你能掌握跳繩的技巧，用腳底的前端著地，就能降低對身體的衝擊。

　　跳繩不但能強化你的心肺功能，以及身體各主要部分的肌肉，還可訓練平衡感和身體的敏捷度。最誘人的是只要你能維持每分鐘120～140次的速度，一個小時就可燃燒掉600～1000卡的熱量。

　　跳繩是一項比較劇烈的運動，練習前一定要做好身體各部位的準備運動，如肩膀、手臂、手腕、腳踝的活動。開始練習跳繩時，動作要由慢到快，由易到難。

3・選一副好跳繩

　　跳繩運動只需要很少的活動空間，但活動進行的地面必須平坦，最好在上面鋪上地毯和軟墊，而且要穿上抗震力強的運動鞋，這樣可以緩和膝蓋和腳踝與地面接觸時的衝撞，否則跳動時的反作用力，可能會影響脊椎、腦部，造成運動傷害。值得注意的是，在跳繩時，最好穿上運動內衣，或是選擇支撐力較好的棉質內衣，可以保護胸肌，避免拉傷。

　　工欲善其事，必先利其器，跳繩運動最重要的工具就是跳

繩，在選擇時只要長度和重量感覺舒適，無論哪種材質的都可以。但因為材質的不同，會有太粗、太重或太輕的情形，因此還是選擇適當材質做的跳繩比較好。建議初學者可以選擇較長一點的繩子，擺動的幅度較大、速度較慢，之後再慢慢提高要求，縮短繩子的長度，同時也增加運動的強度。

現在有一種電子計數跳繩，不但可以自動計數，還可以顯示出跳繩次數相當於消耗多少卡熱量、相當於行走多少公里的路程，非常方便，也使跳繩變得不再枯燥。而且你還可以在跳繩的同時，聽聽音樂或看看風景，把跳繩變成一項有意思的運動。

4‧跳繩時的服裝

舊的寬鬆的衣服，都是最適合跳繩時穿著，這也是跳繩容易被人們接納的原因之一，最好能在腰間加一條帶子，使得衣服不會因為跳動而滑上滑下。

5‧跳繩最理想的時間

體態較為豐腴的人，應該在飯前跳繩，因為飯前的運動可以減少食欲。

跳繩是很奇妙的運動，清晨起床，睡眼惺忪，若先跳會

兒繩，可以使頭腦清醒、精力充沛。但是在睡前跳繩，則有完全不同的效果產生，令我們驚訝的事情還有一個患有失眠症的人，自從他每晚睡前跳繩後，就再也不必吃安眠藥了，而且跳繩後就能立即進入夢鄉。

6・不能缺少緩和運動

　　初學者剛開始不要跳得太快，而且要特別注意小腿肌肉的伸展狀況，原則上每跳100、200下就可以稍作休息。若要達到預期的功效，每分鐘最少要跳100次，理想心跳速度約為150次／分鐘。

　　當你越來越熟練，技術和體力都越來越好後，運動的功效就需加大很多，若你能每分鐘跳到140下，那只要跳6分鐘，運動效果就相當於慢跑半小時，而且跳繩後再去慢跑，也會發現自己的肺活量越來越大。

　　劇烈的跳繩運動後不要立刻停止下來，應繼續比較慢的速度跳繩或步行一段時間，讓血液循環恢復正常後，才可以停止下來。之後要記住做一些伸展、緩和的動作，才算是真正結束運動。

　　跳繩在給我們帶來歡樂的同時，美體塑身的願望也很快接

近、實現。萬事起頭難，只要我們養成跳繩的習慣——一個良好習慣的養成只要21天，當跳繩已成為我們生活中不可缺少的一部分時，我們瘦身美體的計畫也就能夠真正實現了。

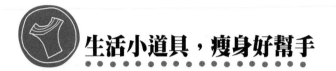

生活小道具，瘦身好幫手

　　想減肥的人大有人在，不知道該怎麼去減的人也大有人在。我們都知道運動減肥是最健康的減肥方式，可總是感覺自己沒時間，要不就是沒有地方讓自己做運動來瘦身。其實不需要太大的地方和特別的工具，利用你身邊的日常用品，也能瘦身。

用晾衣夾當髮飾瘦手臂

1・刺激頭皮就會促進內臟的血液流通，加速脂肪的燃燒。在耳朵上方約4根手指處，挑出1縷頭髮。在髮根處用晾衣夾固定（相當於把晾衣夾當做髮夾夾住頭髮），盡可能夾緊，保持約15分鐘。晾衣夾不要選擇過緊的，否則會傷害頭髮。

2・手上有液門和陽溪兩個減肥穴位，液門穴常按可清熱，排毒，有利於瘦身養顏。陽溪穴可以疏通全身氣血，通經清淤，加快代謝，進而瘦身。在夾的時候時間不宜過久，3秒鐘為宜，夾子也不宜過緊。

3・鈕扣貼腳底會迅速變瘦

腳底和人體各個器官有很大關聯，將鈕扣貼在腳底，快走20分鐘。可以促進腸蠕動，改善便祕症狀，從而加速體內毒素排除。

一開始這樣貼著鈕扣走路說真的確實不太習慣，但還是相信，告訴自己既然有這個機會試用就一定要持之以恆。

4‧梳子當按摩器，消除水腫

把家中不用的舊梳子放在地面上，對準腳上的湧泉穴，輕輕踩踏，可以幫你消除身體的水腫。

5‧拎洗衣袋瘦手臂

洗衣服是件燃燒熱量、消除脂肪的雜務活，但是先別忙著將髒衣服倒進洗衣機。裝滿髒衣服的洗衣袋來可以幫助你燃燒更多的熱量。試著提起身前的洗衣袋，不要讓袋子碰到你的身體，這樣做袋子的阻力最大。重複多次這個動作。

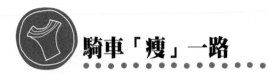

騎車「瘦」一路......

　　現在都提倡利用有氧運動進行科學減肥，因為它的運動量不是特別大，但是能夠最有效地燃燒你體內堆積的脂肪，是很好的減肥運動。但是在很多人看來，要進行有氧運動，就必須特地到健身中心，在專業人士的指導下進行，而且，在他們的概念中，所謂的有氧運動不外乎在健身房跑跑跳跳什麼的。然而一想到要上健身房的話不僅需要花費一定的金錢，還需要特地的時間安排，不少怕運動、懶得運動的人便有了不做運動的藉口。

　　其實作為女性的你完全沒有必要把健身當成那麼困難的一件事情，只要你有心，隨時隨地都可以進行一些比較簡單的有氧運動，讓你在不知不覺中擁有健美身材。而騎自行車就是一項既可以減肥又健康的有氧運動。

　　騎自行車是克服心臟功能疾病的最佳工具之一。世界上有半數以上的人是死於心臟病。騎自行車不只能借腿部的運動壓縮血液流動，以及把血液從血管末梢抽回心臟，事實上也同時強化了微血管組織，這叫「附帶循環」。強化血管可以使你不

受年齡的威脅，青春永駐。

除此之外，習慣性的騎自行車運動，更能逐漸擴大你的心臟。否則血管愈來愈細，心臟愈來愈退化，到了晚年，你就會體驗到它所帶來的煩惱，那時你會發現，騎自行車運動是多麼的完美。騎自行車是需要大量氧氣的運動，曾經有個老年人以6天的時間，完成了460公里的單車旅行。

他說：「老年人一周至少要有3次運動，使心臟強化起來，恢復正常功能。你要使心臟激烈跳動，但不可過久。如此它將能適應緊急狀況，如趕車或抵抗困境。」騎自行車運動同時也能防止高血壓，有時比藥物更有效。還能防止發胖、血管硬化，並使骨骼強壯。騎自行車使你不必用藥物來維持健康，而且毫無害處。

自行車是減肥的工具，根據統計，75公斤重的人，每小時以9英里半的速度，騎73英里時，可減少半公斤體重，但必須每天持之以恆。

騎自行車運動，不只可以減肥，還使你的身段更為勻稱迷人。借運動減肥，或邊節食邊運動的人，身材比節食減肥的人更好，更迷人。

適當的運動能分泌一種荷爾蒙，這種荷爾蒙會使你心胸開朗、精神愉快。從經驗中，可以知道騎自行車運動就能產生這

種荷爾蒙。

　　事實上因為踩自行車壓縮血管，使得血液循環加速，大腦攝入更多的氧氣，因此你吸進了更多的新鮮空氣。騎過一段時間之後，你會覺得腦筋更清醒。騎著這種靠本身體力去踩的自行車，你會感覺十分自由且令人暢快無比。它不只是一種減肥運動，更是心靈愉悅的放逐。

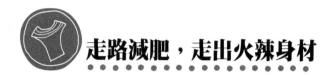

走路減肥，走出火辣身材

想要既簡單又有效的瘦身方法嗎？羨慕明星的火辣身材嗎？不用再愁眉苦臉了，一切近在眼前，那就是走路。那麼，利用步行減肥有什麼技巧嗎？不知道大家平常是否仔細觀察過自己走路的姿勢呢？舉例來說：

1·用腳尖著地這種走法，會使小腿用力，增加小腿肌肉的活動量。

2·愛穿低跟的鞋子、屈膝走路的人，大腿前面會鬆弛。

3·另外若重心落在腳外側的肌肉，會讓腳變得胖起來。

其他還有人選擇自己最偷懶的姿勢、肌肉最鬆弛不用力的姿勢、吊兒郎當的走法。更有甚者是駝著背，大步大步地走，這些走姿會破壞身體的平衡線，看起來顯得更胖。我們可用下列的走路方式。

1·伸展膝蓋內側。

2‧腳跟先著地。

3‧保持走在一條直線上。

　　如果想更苗條的話，還真得下工夫。緊縮小腹、提肛、背部挺直、肩膀放鬆，這種走路姿勢顯得格外美麗。臀部往上提，縮緊下腹部，抬頭挺胸向前走且快步走。腰部如有贅肉的人，可於走路時多做些轉腰運動，效果會更加良好。只要維持這種走路方式，肚子就會因此緊繃，預防臀部下垂也大有效果。

　　輕鬆的走路方式不一定能達到運動的效果，若用快步走及保持些許的緊張，情況就不一樣了。因為姿勢的矯正，亦能整頓內臟，強化內臟功能。

　　走路時的正確姿勢，要在平時就練習並養成習慣，身體挺直稍微往前傾，踏出腳來。以正確的姿勢走路的話，肌肉會緊縮，並消除多餘的贅肉，而成為美腿。腿形不好，是因為走路的方法不對。以每天走15分鐘路，只要三周的時間腿形應該會轉好的，直到習慣正確走路方法為止。腿的每個部位如果疼痛，可用淋浴按摩來減輕疼痛，並可消除雙腿水腫，使疲憊的腳休息的方法是熱水淋浴與冷水淋浴交互。將靠墊放在小腿肚的下面，墊高雙腳睡覺，對於消除腳部疲勞，也很有效果。

　　有許多女性都夢想自己能有完美的比例及輕盈的體態，遍尋能夠達到理想體重的祕方，但是又擔心會傷身且有副作用。因此，如何能夠健康又快速的減肥，似乎已是所有女性最盼望知道的。

　　運動科學家建議，每天起床後或睡覺前，使用腳後跟走路的瘦身操，所需時間很短，尤其適合現在忙碌的上班族，每次只要一分鐘，真是再方便不過的減肥法。而且這種運動又有益健康，在這時間內也可以放一段進行曲或恰恰的音樂，來加強走路的速度，又可以增加樂趣，就算多做一點也不覺得累。

　　這種運動的好處是，用腳後跟走路可以提臀、瘦小腹、瘦小腿，鍛鍊大腿的內側肌，減少大腿內部的贅肉等，如果你有其中一項的困擾，可以嘗試這種運動，而且又能讓自己擁有完美的曲線。

　　如果獨自進行有氧步行，很多人會難以持續下去。這時如果有好朋友和你一起走就更好了，「尋寶遊戲」就可以達到這樣的效果。尋寶遊戲就是一邊看地圖，一邊找出必要數目的目標物，達到一些目標之後，儘早到達終點的遊戲。在森林或較大的自然公園中慢步與廣大的場所能夠拉長距離。和朋友在一起，可以按照自己的步調步行，而且能夠多走路，是很快樂的事情。可以在速度方面多下點工夫來。

你還可以選擇去郊外遠足，不是像爬山那麼困難的路線，一些高低起伏的道路最適合進行有氧步行，而且不會超出規定的運動量。在大自然中能夠消除壓力，神清氣爽。決定時間和目標來步行，中途停下來呼吸新鮮空氣，就能夠達到有氧步行的效果。

總之，走路減肥的方式有很多種，但最重要的是善於發現生活、工作中的機會，平時上下班時也可以利用，如果你距離上班地點不算遠的話。既健身又美體的走路法，現已成為擁有眾多「粉絲」的瘦身方法之一。

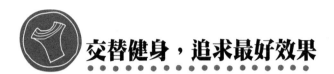

交替健身，追求最好效果

　　我們傳統的健身理念就是採用單一的健身方法，而時下，隨著人們對於健康的關注和養生學的進步研究，一種新的健康概念和方法——交替健身法正在逐漸走入人們的生活。根據養生學的研究，交替運動主要包括上下交替、前後交替、左右交替、體腦交替、走跑交替、動靜交替、冷熱交替、穿脫鞋走路交替、胸腹呼吸交替、有氧和無氧的交替等多個方面。經常進行交替運動，能使人體各系統生理機能交替進行鍛鍊，是自我保健的一種良好措施。在此就為大家介紹幾個比較實用的交替性健身的方法：

1‧正走倒走交替健身法

　　我們走路的習慣是正面向前走，殊不知這種鍛鍊方法將我們的肌肉分為了經常活動和不經常活動兩個部分，影響了整體的平衡。要改變這種不平衡的狀態，就要採用正走和倒走交替鍛鍊。這是因為，倒走與正走使用的肌群不同，可以彌補正走的不足，給不常活動的肌肉一些刺激。不僅如此，倒走還可以

鍛鍊腰脊肌、股四頭肌和踝膝關節周圍的肌肉、韌帶等，從而調整脊柱、肢體的運動功能，促進血液循環，對抽筋、腰腿酸痛、關節炎、肌肉萎縮等有良好的輔助治療效果。

不僅如此，倒走對鍛鍊小腦也非常有效，倒走屬於不自然的活動方式，可以提高小腦對方向的判斷和對人體的協調功能。

倒走還有預防駝背的功效，對於青少年來說很重要，因為倒走時為了保持平衡，背部脊椎必須伸展。每天抽出一些時間來練習正走、倒走交替運動，可以鍛鍊身體的靈活性，提高身體的抗病力。

倒走運動也要求注意採用正確的姿勢，正確的做法是：脊背要挺直，腰中要放鬆，腳跟和頭成直線，膝蓋站直不彎曲，雙手用4個手指包住大拇指輕握，手臂向前後自由擺動，也可將雙手反握，輕輕叩擊腰部；步筏不要太大，具體大小可依個人情況而定，放鬆自然，意識集中，目視前方，緩慢進行。注意倒走時不要一直向後扭轉著頭，這樣既達不到鍛鍊的效果，又會對頸椎造成不小的傷害。

2‧走跑交替健身法

中老年人和慢性病患者而言，走跑交替是最好健身法之

一，顧名思義，走跑交替是用走一段、跑一段的運動方法，達到健身的目的。走和跑都是不錯的健身方式，但是都有其不足之處：走路的不足之處就是運動量較小，有時達不到健身的要求；而跑步恰恰相反，其不足之處就是運動量較大較激烈，體弱者或老年人有時承受不了。而走跑交替健身法就是將兩者結合起來鍛鍊，既能發揮兩者的長處，又能克服上述的不足，因此適合各種年齡（尤其是中老年人）、各種體質的人健身。

這種健身方法的動作要領是：先走後跑，走一段跑一段，交替進行。然後再根據鍛鍊後體質增強的情況和身體的適應能力，逐漸增大或減少運動量。初參加鍛鍊的人，可以先走一分鐘，再以每分鐘100公尺的速度慢跑一分鐘，如此交替進行。每隔兩周增加一些運動量，可以每走1分鐘和每跑1分鐘算1次，第一周可以先走5次跑5次，第二周維持原來的運動量，第三周走6次跑6次，第四周維持第3周的運動量，第五周走7次跑7次……實際情況可以根據自己的身體狀況作出調整。

採用走跑交替運動不要急於求成，要遵照「循序漸進」的原則，一般兩個月左右便能感到兩腿比以前有力、心跳緩慢，跑步時不感到心慌氣短，食欲和睡眠改善，肺活量增加的效果。如果長期持續下去，還可以輔助治療肥胖病、高血壓、高血脂、冠心病、慢性胃炎、慢性肝炎、胃腸神經官能症、神經

衰弱等。

3‧左右交替健身法

在生活中，人們吃飯、寫字、打招呼、拎東西等通常習慣用右手，使用右手的頻率比左手要高得多，使用左手的人還被蓋上「左撇子」的帽子。根據生物學，左右腦的分工與人體是相反的，左腦控制人體的右半身，而右腦控制人體的左半身。我們使用左手的頻率太少，這就說明右腦的使用也大大低於左腦，這一習慣導致的直接後果就是出現微血管破裂而造成腦溢血的機率大大增加，這是因為不常使用左手使得右腦半球血管神經的彈性和功能退化。這就可以解釋有人因為中風而右半身不遂的人，總是大腦的左半球有故障，而左半身不遂的人，總是大腦右半球失常了。

所以說，在平時要注意多均衡的用一下自己的兩隻手：平時慣用右手、右腿者，注意多活動左手、左腿；平時習慣用左手、左腿者，注意多活動右手、右腿。「左右交替」活動的好處，不僅使左右肢體得以「全面發展」，而且還使大腦左右兩半球也得以「全面發展」。

4、有氧和無氧交替健身法

平時生活中人們好像比較青睞於用走路、小跑、跑步、球類運動或是跳舞等有氧運動來健身。有氧健身是在運動中消耗氧的健身，能夠降低胰島素值，改善心血管健康；而無氧健身指肌肉在「缺氧」狀態下的運動，常見的有瑜伽、俯臥撐、仰臥起坐、杠鈴或者訓練器、抵抗帶等等，這些運動能夠升高生長激素和雄激素含量，有助於塑形，拉張肌肉，塑造一個勻稱的身形。二者有各自不同的功效，將有氧和無氧健身的交替結合使用，可以全面改善體內荷爾蒙平衡和身體健康、塑造形體美。具體的組合方式例如：短跑後慢跑、跳繩加游泳、划船加騎車等，只要將有氧運動和無氧運動交替進行，就能達到運動效果。

所以，女性在運動時也要注意方法，不要一味地進行一種運動，可以按照上述方法交替進行，達到更好的效果。

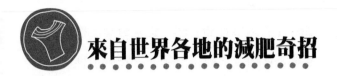

來自世界各地的減肥奇招

現在已經進入了地球村的時代，各種新鮮的事物儘管相隔萬里也都能輕易地盡收眼底。當減肥逐漸成為一種趨勢時，我們也看看世界各地的人們都在用什麼樣的減肥方法呢？

日本——睡衣減肥法

在日本，有一種輕薄柔軟、無束縛感的自然減肥睡衣正悄然流行。身著這種睡衣睡覺，身體能保持常溫攝氏33～37度，這是發汗的最佳溫度，比普通的人在睡眠中排出的汗量多3～5倍，每天排出這麼多汗，當然有減肥效果了。

韓國——「減肥油」

日常飲食中攝入油脂過多是造成肥胖的一個重要原因，但炒菜做飯又頓頓缺不了食用油，於是，為此傷透腦筋的韓國人發明了一種「減肥油」。據稱，由韓國第一制糖企業推出的這種新概念食用油，與傳統食用油有著很大不同：後者所含有的甘油三酯很容易被人體小腸吸收，然後以脂肪的形態進入血

液；而「減肥油」裡所含的卻是甘油二酯，它不會被人體吸收並轉換為脂肪，而是隨著食物殘渣被排出體外。關於這種「減肥油」的效果，據在日本進行的臨床試驗顯示，如果肥胖者連續食用3個月，就會減掉2公斤左右的體重。雖然「減肥油」比普通食用油貴3.8倍左右，但它目前已引起了速食麵和速食等食用油使用較多的生產企業的注意。有人預測，也許不久以後，在韓國就會出現「減肥速食麵」、「減肥速食」等諸多用「減肥油」生產的食品。

英國——減肥膏

英國一家製藥公司最近發明了一種與傷口止痛膏大小相仿的藍色減肥藥膏，它會發出一種熱帶蘭花的香氣，聞起來有點像杏仁和香草味。把它貼在手背、手腕和前胸上之後，想吃巧克力、餅乾和甜點心的欲望會大大減弱，從而使肥胖者達到減肥的目的。

另外，美國的阿蘭霍斯博士發現，一個人越是喜歡某種香氣，某種香氣對其減肥效果就越是明顯。

因此，如果你特別喜歡某種美味食物，不妨在吃以前使勁地聞，然後再吃。長久下來就能使你的食欲、食量下降，你就可以在香味四溢的環境中輕鬆減肥了。

中國──中醫減肥

　　將兩瓶500mL的礦泉水放入冰箱使它結冰，然後再從冰箱中拿出結冰的礦泉水瓶做運動。具體方法是：將結冰的礦泉水瓶握在手上做運動30秒，然後放下礦泉水瓶，等手溫正常後，再握住礦泉水瓶，重複5次即可。因為身體的熱能會自動傳導給手上降溫的地方，這樣可以促進血液循環，刺激身體的各個神經，從而達到減肥的作用。

　　在每餐前後用軟毛牙刷刷舌頭可以起到降低食欲的效果。因為去掉過厚的舌苔可以增加舌上的味覺神經，刺激神經的敏感性，減少食欲，食量比正常少一半的時候就已經有飽腹感了，只吃平常一半的食物，減肥效果自然不言而喻。

　　再來這種方法也十分簡單，只要每天持續向熱水袋裡吹氣，持續一個月，體重就會下降。進行吹氣法減肥時，因為要不斷地吸氣、吹氣，從而感覺胃中飽滿，以致抑制了大腦的「饑餓中樞」，使食欲降低，吃得少了，運動多了，自然就起到減肥的效果了。

澳大利亞──束髮減肥

　　澳大利亞的一家俱樂部發明了一種新的瘦身法──用束髮的方法來刺激頭髮的神經反射點，這些神經反射點連接人體各

相關部位，而束髮可加速血液流動，增加肌肉活動量，促進脂肪燃燒。

（1）使手臂纖細：從耳朵最高處起，向上一指寬的地方對應的是瘦手臂的區域。以此為中心將約1元錢硬幣粗細的頭髮用橡皮繩綁起來，左右對稱各綁一個，維持15分鐘。

（2）使腿部變細：從頭頂中央取一束頭髮，向下擰轉，從頭頂的髮旋開始，平握拳，約第3根指頭正下方的位置，對應的是瘦腿的區域，把這個部位的頭髮綁起15分鐘，想要連腳脖子一起瘦的人以1小時為宜。

（3）使臀部上翹：從頭頂部髮旋開始，平握拳，以第3根指頭正下方為中心，兩側各4公分的位置對應的是瘦臀及大腿的位置。將這兩個部位的頭髮綁起15分鐘。

（4）使腰部變細：在耳朵上方的最高位置處握拳，中指的第一關節、第二關節之間對應的是瘦腰的部位，將左右兩側的頭髮對稱地綁起來15分鐘。

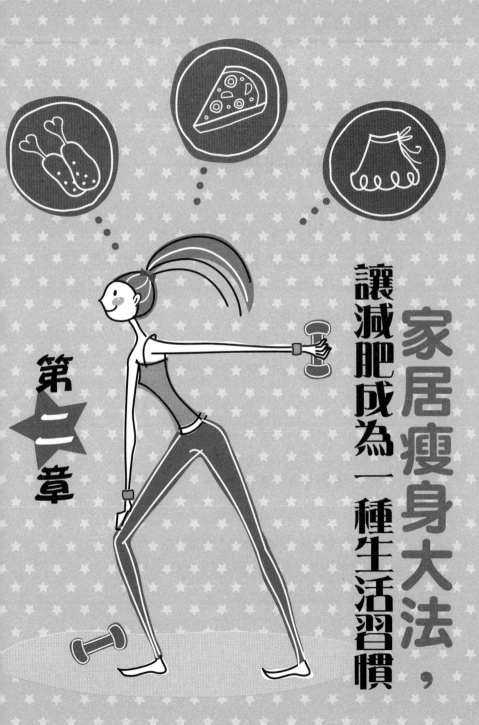

第二章

家居瘦身大法，讓減肥成為一種生活習慣

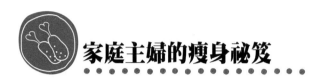

家庭主婦的瘦身祕笈

　　許多女人走進婚姻當了家庭主婦後，婚前的窈窕身材便極易在一點一滴中變了形，尤其是生了小寶寶後，要恢復當小姐時的身材可說是難上加難。

　　一般家庭主婦肥胖的原因有下列幾點：

1‧運動量減少，降低了基礎代謝率，即使吃不多，也有長胖的機會。

2‧在家無事，喜歡試做試吃新食譜。

3‧晚餐煮得非常豐盛。

4‧誤認為水果、蔬菜的熱量低而不限量。

5‧自己一人午餐往往不吃，晚餐時，有補償心理而多吃，或是簡單食用泡麵（約含400～550大卡等）。

　　如果你有以上的發胖的行為，即使現在不發胖，也要小心日積月累的肥胖發生率，可能就在不久之後降臨。家庭主婦該

如何瘦身呢？以下解決方法可供參考：

1‧為了使你整天有精神，每天早上醒來時可在床上做一些輕微的運動。剛睡醒時，把身體側向一邊，兩手墊在頭下，然後慢慢捲收膝蓋。

這個姿勢，可以使肌肉有彈性，同時舒緩背部的緊張感。若要強化腹部和前頸，不妨兩腿伸直，仰臥床上，雙手平放兩側，抬起頭和肩膀，持續5秒鐘，重複10次。

2‧要想使腰部肌肉健美，可以慢慢把膝蓋拉向胸前，直到大腿、小腿背面感受到拉力為止。

保持此姿勢幾秒鐘，然後放鬆，再重複，每次只練一條腿。

3‧在熨衣服、炒菜、插花等站著工作時，一定張開雙腿，站直身體，這樣也是一種運動。

另外，在做室內清潔工作時，如果手中只拿一把掃帚、拖把或吸塵器時，不要只動手臂，應全身都融於動作中，讓踝關節、臀部、膝關節等一起跟著動起來。當你從高處取東西時，可以踮起腳尖，盡可能伸長全身，以強化大腿、小腿和臀部的肌肉。

4‧當你彎腰拾東西時，應由腰或股部彎曲，好像在做以手觸腳趾的運動，這樣做能縮緊大腿和臀部的肌肉（背部有疾病的

人，則避免此一動作）。走路的時候要挺直脊背，把頭揚起來，像用一根線拉直的木偶一般。

5．利用烹飪或洗碗的空當時間，把廚房當成芭蕾舞的練習場所。在流理台90公分處側站，用左手抓住台邊，舉起右腿、膝蓋與腳尖伸直，前後搖擺10次，左腿重複做，然後面對洗碗槽伸直手臂，握住槽邊彎曲膝蓋，並維持5秒鐘。也可在菜市場買一些比較肥大的衣服穿。這並不是要你「長到」能穿肥大的衣服，而是使你在穿上這種衣服後能去掉「因肥胖而愧疚」的感覺。這並不要花許多錢，但你能很快收到藏肥效果。這恰是一種心理「急救法」。

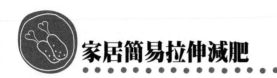

家居簡易拉伸減肥

　　健身運動不一定非要去健身房，非要有健身器材，其實在日常的家居生活中進行一些簡易的拉伸運動，同樣也能獲得健康。

1・頭頸部運動：

　　坐在沙發上，雙手叉腰，頭做環繞運動，正反方向交替進行。用雙手抱住頭，用力向胸前壓，接著放鬆，頭儘量朝上抬起，同樣動作重複做數次。這個動作可以預防緩解頸椎病。

2・上肢運動：

　　坐著或者站立，兩臂側舉，手指朝上，伸直兩臂並向前、向後做環繞運動。次數不限，做到兩臂發酸發脹為止。此動作可以增強上肢力量，活動膝關節。

3・腰部運動：

　　站立，雙腳分開，雙手叉腰，做轉腰動作，並且要順時

針、逆時針交替進行，次數不限。此動作可以按摩內臟器官，對腸胃病有一定輔助療效。

4‧下肢運動：

坐在沙發上，雙手放在身體兩側，上身向後仰，以雙手支撐身體，雙腳儘量勾尖，並抬起與地面成45°夾角，再做腳蹬自行車的動作，以增加下肢力量。

此外，遠離邪氣侵犯，不只局限從人體本身做起，還要利用好外部環境這個客觀因素。居處的環境應該適宜人生活，對健康能起到積極正面的影響。

什麼樣的家居環境才是最適合人生活的環境呢？很多人都提出了這樣的疑問。答案很簡單，清新舒適、健康宜人的環境當然是最好的了。要達到這樣的環境要求就要遵循這些要求：

1‧室溫要適中，過高過低都對健康不利

人體對生活環境的溫度是有一定要求的，不能太高，也不能太低。一般情況下，人體最舒適的環境溫度，夏季為25℃～27℃，冬季則為18℃～20℃。這是因為，如果室內溫度過高，就會影響人的體溫調節功能，由於散熱不良而引起體溫升高、

血管舒張、脈搏加快、心率加速；反之，如果溫度過低的話，則會使人體代謝功能下降，脈搏、呼吸減慢，皮下血管收縮，皮膚過度緊張，呼吸道黏膜的抵抗力減弱，容易誘發呼吸道疾病。

2‧空氣濕度要適中，不乾不濕最健康

在生活中，大多數人都是關心室內的溫度夠不夠，而很少有人關注室內空氣的濕度。其實，空氣濕度與人體健康的關係也是非常密切的。

一般情況下，最利於生活的相對濕度應該是在45%～65%RH之間，濕度指數為50～60的環境最好。因為夏天濕度過大，人會感到悶熱、煩躁，冬天人則會覺得陰冷、抑鬱。濕度太低，空氣過於乾燥，則會使人體的水分流失，導致皮膚粗糙、皲裂，還會降低人體的抵抗力，容易感染疾病。所以說，不乾不濕的空氣濕度才是最利於日常養生的。

3‧室內植物擺放有講究

很多人喜歡在家裡擺放一些花或者綠色植物，不僅可以美化居家環境，還可以增加活力、清潔空氣，但是植物花草是不能胡亂擺放的，比如：針葉植物屬「陽」，可放置在朝南的房

間內；低垂圓葉植物屬陰，可放置在朝北的房間；多刺的植物
要放在人不易碰到的位置。在高血壓患者的臥室裡放一些艾葉
和銀花，有降血壓的功效；失眠的人則可以在床頭放一些薰衣
草，加速睡眠。

　　我們所居處的環境只有符合這些條件，才是最適宜人生存
的。生活在這樣的環境裡，也會讓人的心情更為平和自然，這
對健康是大有益處的。

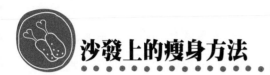

沙發上的瘦身方法

　　下面給大家介紹的這套沙發健身操易學易練，且富有隨意性，適合成年人使用，尤其是中老年人。此操能活動全身各部位，尤其對各關節運動效果尤佳，並對促進消化系統、呼吸系統功能特別有效，同時可提高兩手臂、雙腿的承受能力。

1・托體運動：坐在沙發上，雙手手臂扶住沙發扶手，用力將全身撐起，兩腿向前方儘量伸直。反覆撐起、落下，重複此動作數次。

2・擰體運動：身體呈俯臥狀態，雙手扶住沙發扶手，雙腿向後伸直。由下朝上，先向左擰轉身體，以40～45°朝上方轉動頭頸及全身，整個身體隨頭頸部的擰轉而運動。朝上時吸氣，返回時呼氣。再向右轉，重複數次。

3・橫向打挺運動：站在地上，由兩沙發一側將身體躺如沙發內，像鯉魚打挺一般。

4・蛙游運動：臀部坐在沙發前沿處，雙臂扶在沙發扶手上，雙腿向前同時並齊伸出，再向左右分開、收回，重複數次。

5．自由式游泳運動：坐在沙發上，雙臂扶在沙發扶手上，雙腿做自由式游泳時的動作，雙臂向前摔拍。

6．項背運動：面對沙發，雙手放在扶手上，將頭頂到沙發靠背的底部，身體左右搖擺。

7．托肩運動：躺入兩沙發中，兩臂壓在扶手上，將上身提起、放下，重複此動作。

8．擎腿運動：兩隻單人沙發對放，靠緊。躺在沙發內，將雙腿交替朝上方伸擎，如此反覆。

9．臀部運動：臀部坐在沙發前沿處，雙臂扶在沙發扶手上，雙腿向前上方交替蹬出，就像騎自行車一般，此動作重複做若干次。

　　要想讓這套拉伸運動達到最大的效果，當然還得要有清新無污染的家居環境，因為在做拉伸運動時吸入體內新鮮的空氣是很重要的。室內環境污染按照污染物的性質主要分為三種：

1．化學污染：主要來自裝修、傢俱、玩具、熱水器、殺蟲噴霧劑、化妝品、抽煙、廚房的油煙，等等。

2．物理污染：主要來自室外及室內的電器設備產生的雜訊、光和建築裝飾材料產生的放射性污染等。

3．生物污染：主要來自寄生於室內裝飾裝修材料、生活用品和空調中產生的蟎蟲及其他細菌等。

　　這些有害物質相互影響會加重室內污染對人們健康的危害，比如室內空氣中的化學性污染會對人們的皮膚黏膜和眼結膜產生刺激和炎症，甚至會麻痹呼吸道纖毛和損害黏膜上皮組織，在這種情況下，人體對疾病的免疫力就會大大減弱，使病原微生物易於侵入並對人們健康造成危害。

　　所以，人們要特別注意室內的環境污染，特別是新房和新裝修的家庭更要注意。

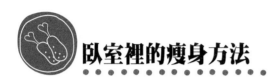

臥室裡的瘦身方法

每天結束掉緊張的工作，人們總想趕緊回到溫暖的家，躺在舒適的床上，安穩地睡去。這裡給大家推薦幾組臥室拉伸的保健方法。不要急於賴到床上，先做一下幾組拉伸，對健康，身材的保養都有好處的。

1.上肢運動：

在床上側臥，讓靠床一側的上肢肘部彎曲支撐在床上，使上身立起，同一側得下肢膝部稍彎曲，使下身穩定。下肢膝關節彎曲，足背伸直向後，同時用同側手握住足背儘量向後牽拉，使大腿前面的肌肉充分伸展。

保持這個姿勢不動，保持30～40秒鐘，恢復初始狀態後，相反方向再做同樣動作。

2.下肢運動：

把一側下肢伸直後放在30～40公分高的座椅上，足尖朝上。另一側下肢膝部稍彎曲，足尖向下前方，保持站立穩定。

雙手放在兩大腿根部，腰部向正前方，接著上身挺直，從腰部開始向下輕壓身體，胸部儘量靠近下肢，保持30秒鐘後，大腿後部的肌肉可以充分伸展，再緩緩恢復初始狀態。

反覆數十次，換另一側下肢重複做同樣動作。

3・臀與股內內側運動：

腰部挺直，盤腿坐在床上，雙腳足心相對，放在胸前，雙手握住足背，雙肘分別放在雙膝部位。背部挺直，身體前傾緩緩下壓，讓上身儘量貼近床面。保持此姿勢約30秒鐘，接著再緩緩恢復初始狀態。

此動作可反覆多次，要注意的是，如果雙肘觸碰不到膝部，雙膝不可離地面太遠，同時還要配合做深呼吸。

4・臂部運動：

在床上仰臥，將左腿伸直，右腿膝部彎曲後放在左腿上，並用左手按住右腿膝部。做深呼吸的同時，用按住右膝部的左手，輕輕的儘量的把右腿向胸上部牽拉，並保持不動，同時右臂要伸直平放，右肩部不要離開床。恢復初始狀態後向相反方向做同樣動作。

　　講究臥室整潔，對保護家庭成員的健康有著非常重要的作用。促進和保持臥室的整潔是人們健康的保證，而如何保持臥室的整潔是講究科學和方法的。

1．注意空氣衛生

　　臥室存在多種污染物，它們有的來自室外大氣污染，有的來自廚房的燃料燃燒和烹調油煙，有的來自人體呼吸時排出的污染物；有室內產生的，也有由室外帶進的灰塵、細菌、病毒、寄生蟲卵等。如果通風不良，臥室中的污染物可長時間停留在室內。

　　要改善臥室空氣衛生品質，需注意增加通風換氣時間。早晨起床後和晚上睡覺前，應開窗通風或用排氣扇換氣，自然通風需30分鐘，機械通風需15分鐘。安裝空調的家庭還應每星期清洗一次空調器的過濾網。清潔臥室傢俱和清掃地面垃圾，宜經常用濕抹布或拖把進行「濕式」清潔。

2．不要在臥室內吸煙

　　吸煙可釋放大量的污染物，據估計有幾千種之多，均是對人體有害的物質。室內香煙煙霧中的這些污染物，大部分可被吸附、降落在衣物、床上用品和傢俱上，或散落在陳列品和裝

飾品上，影響室內空氣的衛生品質，威脅人體健康。為此，在增加臥室內通風換氣時間的同時，不要在臥室內吸煙。

3‧關注傢俱材料

　　臥室空氣污染的另一個來源，是合成建築材料、裝飾材料的使用，以及選用仿木的合成傢俱。這類建築材料、裝飾材料和傢俱，含有對人體有毒、有害的化學物質，如甲醛、甲醇、酚、苯、鉛、鎘等，可引起呼吸道刺激症狀、過敏反應、中毒等。如果臥室從地面、牆壁、天花板到放置的傢俱，都採用此類物質，這就把臥室變成一個化學匣，家庭成員長期在這個「匣子」裡休息、睡眠，是很可怕的。

4‧定期清洗床上用品

　　床上用品直接與人體接觸，而人體脫落的皮屑和死亡的上皮細胞、空氣中的灰塵均會落在床上用品上。因此，床上用品應定期清洗和晾曬，每星期至少在室外晾曬1次，每2～3星期清洗更換1次。

5‧不要隨便在床上坐臥

　　外出歸來，身上沾有大量的灰塵。這些灰塵成分十分複

雜，有皮屑、毛髮等碎屑，有動植物成分如各種花粉、絨毛，有燃料及香煙燃燒的煙塵和煙霧，有人體呼吸、咳嗽、打噴嚏時形成的飛沫，有建築材料和地面摩擦產生的揚塵，有衣物、被褥、紙張等脫落的毛絮等。所以，從外面回到家後，不要和衣在床上坐，更不要就這樣睡在床上，以免身上和衣物上的灰塵污染床上用品，影響人體健康。

相信，只要你能持續上面的方法和原則，您的臥室就一定是既健康又舒適的。

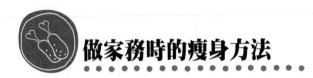

做家務時的瘦身方法

　　有人研究，亞洲平均壽命最長的日本，女性比男性高出好幾歲，原因就是女性在家中多做家務，能使女性的壽命長，聽來新鮮，想來也有些道理。

　　我們知道，在日本，很多女性在結婚之後，就放棄工作，專心在家料理家務、相夫教子。家務活瑣屑，既煩人又纏人，說重不重，說輕也不輕。在家做過家務的人都知道，一個正常健康的家庭分三類事：一是採買需要的食物，二是清洗衣被，三是擦洗收拾。這些事做慣了駕輕就熟按部就班，做不慣的讓人洋相百出手忙腳亂。家務事的行走蹲坐，彎腰擺頸活動胳膊腿，在不知不覺中得到運動，這些運動不是刻意的，反而放鬆。而且它的運動時間跨度很大，常常斷斷續續要做上兩三個小時，讓身體的各個關節都得到了「鍛鍊」。

　　一個合格的家庭主婦，調理家庭也像治理國家，做事講究實效講火候，不慍不火不緊不慢，既有緊張也有鬆弛。人在這種均衡的狀態下，對於情緒是最為有利的。這樣就不會對家務事產生厭倦心理，也不會出現疲憊、煩躁、無奈和焦慮情緒，

甚至「罷工」。身體上的運動，加上心態的放鬆、情緒的平緩，正是日本女性壽命高於男性的原因所在。

　　當然，要把乏味單一的家務勞動變成健身活動，還有個轉化的過程。下面就為大家介紹幾種簡單易學的方法，你就可以一邊做家務一邊鍛鍊身體了，而且效果也是相當不錯。

1.踮腳

　　洗碗或洗菜時，雙腿稍稍用力，踮起腳尖，吸氣時，抬起腳跟，呼氣時，放下腳跟，整套動作做10次，這樣既可以拉長小腿肌肉，又可以減輕長時間站立的疲勞。

2.單腿

　　站立切菜時，將全身重心放在一條腿上，另一條腿則邁出一步，腳尖著地，腿用力伸直，向側面提起，保持20秒，換另一條腿。

3.彎腰

　　洗碗時若彎腰時間過長會使你的腰部肌肉感到疲勞。結束洗碗槽邊的工作時，兩腳分開與肩同寬，距槽邊有一大步距離，雙手扶著洗碗槽邊緩緩彎腰，以拉伸腰背肌肉，下壓5次。

4‧下蹲

　　將炊具放在櫥櫃最下層，每次必須蹲下才能拿到炊具。下蹲時兩腿併攏，腰部以上部位用力挺直，這樣可以鍛鍊腰部及大腿的力量。

5‧轉腰

　　洗碗或洗菜時要順便多運動一下腰，不要把洗好的東西就近放在身旁。可雙腳原地不動，透過轉腰將洗淨的物品放在身後的某個位置。

6‧轉頭

　　利用炒菜等待的間隙，站在鍋邊活動一下頭部及肩部。頭部向左和右交替轉動，可緩解頭部疲勞。

7‧手臂伸展

　　拿取較高位置的調味料或炊具時，不要隨意的一拿了事，要用力伸展手臂，將力量由上臂一直傳導至指尖，同時雙腿用力，踮腳尖。低頭挑撿菜時，手臂適當抬高，不但緩解了頸椎壓力，還能讓手臂得到運動。

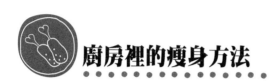

廚房裡的瘦身方法

　　都市人常常抱怨沒有時間運動，專家建議，如果你經常進廚房，可按如下方法進行廚房健身。首先是在廚房勞作時的健身技巧，雖然是枯燥的煮飯燒菜，你卻不知道你的動作可是和健身操有異曲同工之妙。

1·單腿站立：

　　在站立勞動時就可以做這個動作，將重心放在一條腿上，另一條腿邁出一步，腳尖著地，腿伸直並向側面抬起，保持一會兒，再交換一側重複做，這個動作可以緩解腿部的疲勞。

2·轉腰：

　　工作的時候儘量多運動自己的腰，不要把需要的東西都放在身旁，而是放在身後的位置，想要取東西時保持雙腳原地不動，利用腰部力量盡可能的轉身，就可以經常活動腰部了。

3·壓腰：

　　長時間站在洗碗槽邊，會使腰部疲勞，所以可以兩腳分開與肩同寬站立，距洗碗槽邊距離稍遠，雙手扶住洗碗槽邊，向下壓腰，這樣可以拉伸背部與腰部的肌肉。

4・半蹲姿勢洗碗：

　　在水槽邊洗碗碟時，儘量讓上身保持直立，膝關節微微彎曲，不要彎腰。感覺自己彷彿坐在板凳上一樣。這個動作中膝關節彎的越深，大腿承受的重量就越大。經常練習，可以減少大腿上的贅肉。

5・伸展手臂：

　　在等待飯菜做熟的過程中，可以將雙手支在冰箱或者桌子上，手臂彎曲、雙腿繃直，讓上身緩緩向冰箱或者桌子靠近。一般每次做飯都能做上15次這種廚房裡的「俯臥撐」。

6・洗杯子時高抬手臂：

　　在洗杯子的時候，儘量將手臂抬高，這個動作可以緊致手臂，減少手臂上的贅肉。一隻手持續兩分鐘，然後換另一側做同樣的動作。

7 · 舒展全身：

在做飯時需要一段時間等待的空隙中，可以舒展一下不知不覺中緊張起來的肌肉。向側面彎腰，轉動頸部和肩膀，這些動作幅度不必過大，但都可以有效的伸展全身，使身體得到最大限度的放鬆。

8 · 把餐具放置於高處：

將平時吃飯時常用的餐具放置在廚具的最高處。這樣在每次使用的時候就可以伸直胳膊踮起腳尖取餐具，很有利於全身肌肉線條的拉伸。在使用這個小方法的時候最好最好是雙手交替著進行，這樣身體會繃緊，全身的肌肉也能得到鍛鍊。

還要注意，要合理的佈置廚房裡的植物。因為在拉伸運動中呼吸是很重要的環節，如果廚房裡擺放的植物不利於人體健康，那樣，拉伸運動對人體是只有百害而無一益。

1 · 選擇易養護植物

廚房中的油煙多，溫度變化大，應儘量擺放容易養護的小型盆栽。薰衣草、薄荷、迷迭香、百里香等都有較強的適應性，是廚房擺放中植物的理想選擇。

2 · 數量不宜過多

　　廚房裡的器皿多而雜，為了減少植物佔據的空間，這些盆栽最好是擺放或懸掛在窗戶旁、冰箱上、櫥櫃頂部或盛物架空置處。

3 · 有利淨化空氣

　　蘭花、桂花、臘梅、花葉芋、紅背桂等是天然的除塵器，其纖毛能截留並吸附空氣中的飄浮微粒及煙塵，也有淨化空氣、驅趕蚊蟲的功效，是放置於廚房的盆栽首選。

4 · 面積較大的廚房

　　在入口處可以擺放中等盆栽，因為大型的植物有礙於通行。比較合適的選擇有朱頂紅、觀音竹等。而廚房的水槽旁邊最好不要擺放任何植物，以免影響操作。在櫥櫃上可以適當選擇耐油煙，乾淨衛生，容易管理的小型盆栽，水培的觀葉植物最佳，例如水培富貴竹，水培吊蘭等。經過植物的佈置可以使整個廚房生機盎然，在這裡忙碌準備飲食也成了一種享受。

5 · 面積較小的廚房

　　如果面積較小的廚房，則儘量少放植物，以免佔據勞動空

間。可以在窗戶邊緣放置兩盆德國報春、百日菊或者矮牽牛等
小型花卉，抽油煙機上佈置一盆鴨跖草或黃金葛，令其自然下
垂。靠近瓦斯爐的位置不要擺放植物，因為容易被高溫灼傷。
這樣裝飾效果會很明顯，也不會感到突兀。

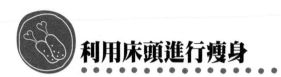

利用床頭進行瘦身

每天晚上，不妨提前幾分鐘走進臥室。拿起枕頭做幾分鐘拉伸，不但可以修煉身材，還可以促進睡眠。拉伸方法如下：

1·側腰伸展：

雙腿盤坐在床上，雙手抓住枕頭兩邊，舉到高過頭頂。吸氣的同時朝上伸展，呼氣時腰向一側彎曲。吸氣恢復初始狀態，呼氣時向另外一側做同樣的動作。此動作可以伸展腰兩邊肌肉，放鬆脊椎。

2·肩膀拉伸：

跪在床上，雙手從身體後側抓住枕邊。吸氣時雙臂朝上舉高，保持2次呼吸。呼氣時上半身向一側扭轉，保持2次呼吸。吸氣恢復初始狀態後，向相反一側重複做同樣動作。此動作可以使雙臂朝上伸展到極致，充分釋放肩胛區肌肉的緊張，還可以達到使大腦放鬆的效果。

3‧雙腿背部伸展式：

坐在床上，雙腿向前伸，將枕頭放在腿上。呼氣時上身壓向枕頭，頭向一邊，保持5次呼吸。吸氣時恢復初始狀態。借助枕頭可以彌補上半身與腿之間的距離，更有效的消除雙腿的壓力，改善睡眠品質。

4‧蝗蟲式：

俯臥在床上，枕頭放在胸下，雙手交叉後放在下頜的下方。吸氣時一側腿朝上抬高，保持3次呼吸。呼氣恢復初始狀態，向相反一側重複做同樣動作。此動作可收緊臀部，塑造臀部線條，臀大肌的張弛可以將能量推向脊椎。

此外，我們也要重視枕頭的選擇。枕頭的主要作用是維持人體正常的生理曲線，維持人體在睡眠時頸部的生理弧度不變形。如果枕頭太高，就會使頸部壓力過大，還會造成頸椎前傾，頸椎的某部分受壓過大，破壞頸椎正常的生理角度，壓迫頸神經及椎動脈，易引起頸部酸痛、頭部缺氧、頭痛、頭暈、耳鳴及失眠等腦神經衰弱的症狀，並容易發生骨質增生。如果枕頭太低，頸部不但無法放鬆，反而會破壞頸椎正常的弧度。所以枕頭太高或太低，都會對頸椎有所影響，造成各種頸部症

狀。

　　所以，我們在選枕頭時應遵循以下幾個原則：

1‧一般來說枕高以10～15公分較為合適，實際尺寸還要因每個人的生理弧度而定。

2‧枕頭的硬度要適中，一般蕎麥皮、穀糠、蒲棒枕都是比較好的選擇。

3‧枕頭的長度正常情況下最好比肩膀要寬一些。不要睡太小的枕頭，因為當你一翻身，枕頭就無法支撐頸部，另外過小的枕頭還會影響睡眠時的安全感。

4‧枕芯要有柔軟感和較好的彈性、透氣性、防潮性、吸濕性等。

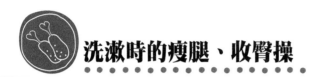

洗漱時的瘦腿、收臀操

　　總是在說要減肥，運動也做了，肚子也餓了，可是為什麼總是不成功呢？學會聰明的減肥方法，把握好每天的生活細節，更多的消耗熱量和燃燒脂肪，把瘦身變成一種生活習慣，這樣既不用花大力氣做運動，也不用每天強忍住食欲不吃，輕輕鬆鬆就能瘦出模特兒身材。每天早晚刷牙的時間，就是很好的瘦身時間。

1·向後抬腿

　　在刷牙時站立好，然後調換成單腿站立狀態，然後另一條腿向後高抬。這個動作可以收緊大腿內部肌肉。每側後抬腿20次。

2·踮起腳尖

　　在刷牙的時候做幾分踮腳尖動作，每次持續30秒。這個動作可以刺激小腿肚肌肉，讓血液循環得到改善，血液循環暢通則可以提高新陳代謝的效果。

3‧半蹲然後站起

　　刷牙的時候還可以做半蹲起。兩腿分開自然站立，約於肩同寬。臀部慢慢下降，感覺自己坐在椅子上。保持10秒鐘。然後慢慢恢復原狀。重複5次。

4‧刷牙時轉腰

　　刷牙時的轉腰動作可以促進腰腹部的血液循環和新陳代謝，同時也有很好的收腹作用。刷牙時將兩腿分開，同肩寬，挺直脊背。保持該姿勢，左右扭轉腰部。

5‧張嘴練習

　　如果想瘦臉的人士，可以在刷牙前做幾組張嘴練習。將嘴形做「啊」，保持5秒鐘，來回10次左右。

6‧將漱口水含在口中來回漱

　　利用漱口的方式，左右來回漱口10次，也可以瘦臉，還能預防齲齒呢！

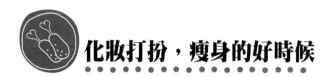

化妝打扮，瘦身的好時候

在日常化妝卸妝的時候也可以瘦身。如下：

化妝台前瘦身

1．護膚時踮踮腳跟、勾勾腳，可以打造纖細小腿。雙腳併攏，同時提腳跟10次，抬起時腳跟不要著地；一腳收起單腳提腳跟10次，換腳再做10次。

2．洗完頭髮，吹頭髮時將腳搭在梳粧檯上，身體前傾，可以拉伸腿部肌肉，還可以瘦腰。吹頭髮時，把左腳搭放在梳粧檯上，臀部前彎，上半身朝著舉起那條腿的方向傾斜，維持此姿勢15～30秒鐘。右腿重複這個動作。這樣可以拉伸腿部肌肉，還可以減掉腰腹部的贅肉。

3．使用吹風機時，可故意將雙手舉過頭頂，打開肘部，可以瘦手臂。用吹風機吹頭髮的時候，最好將雙手舉過頭頂，肘部也盡最大限度的打開，並且保持挺胸收腹的姿勢。長期持續的話，肉肉的手臂會慢慢消失的。

4．在梳頭時旋轉腳踝，可以讓腳踝變細，擁有迷人雙腳。雙腿

微微打開，順時針、逆時針轉動腳踝各10次。

5‧長髮的美女，每天在梳頭的時候可以將頭髮儘量的往上梳，每天練習紮個高辮，手臂會在不知不覺中瘦下來。

6‧挑戰複雜的髮型，即美觀又瘦身。如果時間允許的話，可以在梳頭的時候挑戰一下複雜的髮式，那樣既美觀又瘦身。高難度的髮型鍛鍊手臂是最有效的！

邊做敷臉邊瘦腿

1‧伸展膝蓋，收縮大腿肌肉仰臥，雙手置於臀部旁邊，腳踝交叉，抬起雙腿，伸展膝蓋，交叉的腳朝上抬起並儘量伸展雙膝，以收縮大腿肌肉。以15～20次為一組動作，做1～3組。

2‧繃直雙腳，拉伸腿部肌肉。仰臥在床上，雙手掌心朝下平放在臀部旁，抬起雙腿，左右腳的腳尖輪流交替翹起、繃直。左右腳的動作在「1、2」、「1、2」的節奏下，做20～30次為一組動作，共做1～3組，直到小腿感到疲乏為止。

3‧將兩腿併立，仰面躺在床上，雙手交叉伸直在頭頂，拉伸手臂和肩部肌肉，2分鐘後兩腳面繃直，拉伸腿部肌肉，保持2分鐘。

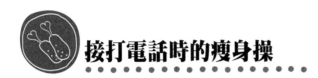

接打電話時的瘦身操

經常抱怨沒時間健身，又懶得抽出時間做運動的人，不妨試試在生活空隙時間做的健身操吧，可以無時無刻做的健身運動，幫你塑造最健康體質和最緊致的body。接打電話時就是一個很好的時機。

1‧兩腳分開站立，比肩稍寬一些，兩隻腳的腳尖指向正前方。略微彎曲右膝，將左髖向右膝方向下移，讓左大腿內側感到輕微的拉伸。將這個姿勢持續5～15秒鐘。換一側，做同樣的動作。

2‧選擇一處堅固的支撐物，雙腿一前一後站立。抬起手臂，將前臂靠在支撐物上，額頭枕於手上。彎曲前面的一條腿，前腳指向正前方，伸直後面一條腿，將髖部慢慢前移，腰部保持平直。拉伸時，後面一隻腳的腳跟不能離開地面，腳尖要指向正前方，或者稍稍偏於內側。做動作不要太快。保持輕鬆拉伸10～15秒鐘。然後交換雙腿的前後位置，再重複做同樣的練習。

3‧略微彎曲膝部，腳後跟平貼地面，兩腳尖指向正前方，雙腳分開站立，與肩同寬。將這個姿勢保持30秒鐘。

4‧選擇一個穩定的支撐物，用手扶好，站立並保持平衡。抬起左腳離開地面，按照順時針旋轉腳踝10～12次；再按照逆時針旋轉10～12次。右腳的練習也與此相同。

5‧頭部從側面向左肩方向靠近，同時左手從身後抓住右臂，並斜向下拉伸。將此拉伸動作保持5～10秒鐘。兩側都重複做同樣的動作。

6‧下頜向左肩方向轉動，讓頸部右側產生略微的拉伸感。每個方向拉伸2次，雙肩自然下垂，呼吸順暢。

7‧將眼睛儘量睜大，並將眉毛向上抬起，把嘴巴張大，舌頭吐出。將這樣的拉伸動作維持5～10秒。

8‧先將肩膀分別向耳朵的方向聳起，這時頸部和肩膀處會稍稍產生一些緊張感。將這個姿勢保持5秒鐘。然後放鬆，讓肩膀自然下垂。在做動作的同時，心中默念：「肩膀上升，肩膀下降。」

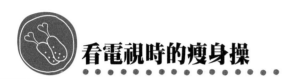

看電視時的瘦身操

在看電視插播廣告或那些消遣的、不動腦子的電視節目時，就強迫自己「折騰」30分鐘左右，然後再允許自己好好賴在沙發裡，即便已經靠在沙發上了，也不要大肆妄為，可以邊按摩穴位邊看電視，按摩穴位能提高基礎代謝率、能減肥。下面就介紹幾種看電視時候的運動方法。

1．看電視跳繩法：這個辦法首先解決了枯燥問題，一邊看著自己喜歡的節目，一邊跳繩，不需要占多大的地方，只要不讓跳繩抽到燈泡就行。這裡再講一個小祕訣，為了不耽誤看電視，也為了不給自己挫敗感，可以把跳繩從中間剪斷，這樣你跳繩時，就永遠不會有繩纏住腳、需要你停下來重新跳的時候，因為你始終搖著兩根斷開的繩子在虛擬跳繩，運動量一點都不少，但是跳不過去的記錄一次都沒有，這樣你就可以一邊安心看電視一邊跳你的「阿Q」繩了。

2．抬腿提臀：將其中一腳抬高到腹部的位置，往前伸展維持5秒鐘左右，雙腳輪流各15次，這也有提臀的作用。把腳打開與

雙肩同寬，把右腳抬起大約45度，雙手自然垂放，維持6秒鐘。
要輪流15～20次！這樣可以幫你提臀。

3‧肩部伸展：架起左腿，雙手交叉，手心向外側，向前伸展雙
手，讓身體扭轉。換右腿同樣操作。

4‧指壓臉部：大拇指指腹貼近顴骨下方，稍用力垂直往下輕壓
2公分左右，指力往上輕抬即可，再緩緩將指力放鬆。畫圓圈：
四指併攏，輕觸臉頰上，順時針方向，由內往外畫圓圈。

5‧塑造美人削肩：將右手向前伸展，壓著左手肘關節附近向胸
部靠攏。反過來也同樣操作。右手彎曲至背部，用左手按肘關
節。力道控制在感覺舒服的程度。反過來也同樣操作。

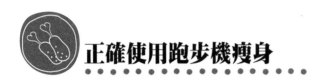

正確使用跑步機瘦身

在眾多的健身方式中，跑步可以說是適用人群最廣的運動項目，真是老少皆宜。跑步不需要選擇特定的時間和地點，也不需要任何技巧，對身體狀況也沒有什麼特殊的要求，所以說，跑步是一項很適合女性選擇的健身方式。

但是跑步也有一定的講究。跑步也有不同的跑法，分為慢跑、小跑、長跑等，不同的跑法都有不同的側重。對於想減肥瘦身的女性而言，適合選擇慢跑、長跑。一般情況下，跑步一小時可以燃燒2730卡路里的熱量。跑步也是加強心血管功能最有效的途徑之一。另外，跑步還能使女性腿部肌肉的線條變得流暢和纖細，且不會因為做其他某些過強的肌肉運動而臃腫難看。

跑步雖說簡單，但是也是有需要注意的事項，比如首先要做好準備工作。不要以為準備工作就是穿上跑步鞋和運動服那麼簡單，在開始跑步之前，首先要做好的是耐力訓練準備。比如小跑、間或邊走邊跑，先做足準備活動再真正開始，這樣才能確保不傷害心臟。

　　小跑時也有一定的注意事項，每小跑1分鐘後就要走2分鐘。按照這個步調重複下去。第二天，每小跑2分鐘後走3分鐘，重複此步調。直到你覺得這樣很輕鬆的那天，就可以試著每小跑5分鐘後走3分鐘。再然後變成每小跑10分鐘走2分鐘，當你可以連續輕鬆地小跑15～20分鐘的時候，這才是真正的做好了跑步的準備。

　　有些女性朋友可能由於工作的原因，沒有時間到室外跑步健身，於是就會選擇借助跑步機來健身。但是，這樣的女性朋友要注意了，使用跑步機健身需要量力而行，選擇正確的使用跑步機的方法，否則不僅達不到健身的目的，反而有損健康。

　　常見的使用跑步機的誤區有：

1・使用之前不做熱身運動。

　　上跑步機前如果不做熱身活動，則很容易造成大腿、小腿肌肉拉傷。先做一下下蹲、壓腿、拉伸肌肉、屈伸關節等準備運動，能提高肌肉的溫度，使肌肉變得更加柔軟。上下跑步機的速度都應當是循序漸進的：上跑步機後應從慢走、慢跑等「動態」熱身開始，逐步加大運動量，此過程通常以10～15分鐘為宜。此外，下跑步機時也應該逐步減慢速度，以免出現眩

暈感而摔倒。

2·設定的速度過快。

如果設定的速度過快，自己的體力跟不上，就很容易摔倒，這是不熟悉跑步機的人常會遇到的問題。所以使用跑步機首先要瞭解自己的運動極限，設定合理的速度。

3·運動強度過大。

運動時間應以40分鐘為宜。在跑步機上運動的時間、強度要根據運動目的而定。慢跑半小時以上會消耗脂肪，超過1小時就會消耗蛋白質。因此，如果是以減肥為目的，運動的時間不宜過長，否則很容易體力透支，造成運動傷害。

4·跑步時含胸弓背。

跑步是有氧運動，全身都會參與其中。有的人跑步時經常含胸弓背，或者一直扶著把手，這樣不但達不到運動的效果，還會加大腰椎的壓力，久而久之就會造成腰肌勞損。因此，在跑步機上鍛鍊時一定要收腹挺胸、收緊腰背部肌肉。

5·關節不好的人也用跑步機。

還要注意的一點是，跑步機容易造成膝關節損傷，這是因為跑步機機底比較硬，對膝關節的衝擊很大。因此，關節不好的人最好少用跑步機。

6‧邊跑步邊看電視。

還有很多人覺得枯燥乏味，就喜歡邊跑步邊看電視。這會分散你的注意力，稍有不慎就會受傷，尤其是那些不熟悉跑步機操作，以及運動強度較大的人。不過跑步時可以聽一些輕鬆的音樂。因為節奏明快的音樂可以有效提高運動效果，增加運動樂趣。

所以，使用跑步機的女性一定要糾正自己的上述認知誤區，這樣才能真正的跑出健康。

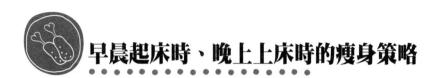

早晨起床時、晚上上床時的瘦身策略

「好想瘦下來！」、「好想減肥！」——抱著如此想法的世人何其之多。自引入新陳代謝症候群檢查以來，對照病症標準，不僅是女性，許多男性也開始注意減肥了。

男女認為有必要減肥的區別在於：對女性來說瘦等於美，而對男性來說瘦等於健康。

減肥者常常深感壓力，飽受「忍耐」之苦。吃東西時要忍，難受時也得忍著去運動——只因不願半途而廢或是身材反彈。

儘量無需忍耐，順其自然也不會發胖，同時還能輕鬆瘦下來——假如世間真有這樣宛如夢幻的妙法，試問何人不想一探究竟呢？

不妨試試早上起床和晚上睡前的瘦身方法吧：

1‧早上瘦身操

（1）仰臥軀幹扭轉，矯正骨盆。仰臥在床上，膝蓋彎曲，

雙腳併攏平放，雙手放在頭上。呼氣，膝蓋帶動下半身扭轉，直到右後腿貼著床，同時充分伸展左手臂和胸部，腰背要保持不動。保持這個位置，緩慢呼吸，數5秒，轉向另一側重複相同動作。

這個動作是透過軀幹的拉伸和扭轉，緩解睡眠後脊椎和骨盆的緊張，有瘦腰的功效。

（2）臀部抬舉，塑造美臀

仰躺在床邊的地面上，小腿放在床上，腳尖繃直，雙手平放在身體兩側。呼氣，抬起你的骨盆和腰部，臀部離地，做動作時不要將重量壓在肩膀和脖子上。再次吸氣，呼氣，慢慢將腰臀放下，臀部最後觸地。重複15次。

這個動作能加強臀部和大腿的肌肉，同時緩解脊椎的緊張，改善血液循環和神經系統。

（3）半蹲坐姿，翹臀瘦腿

背對床邊，雙腳分開站立，與肩同寬，腳趾向前。收腹挺胸，抬起手臂至胸前高度，肘部彎曲，前臂交疊。呼氣，彎曲膝蓋，身體下降，直到臀部接近床邊緣，大腿與地面平行。吸氣，身體慢慢上升，回到起始位置。重複15次。

這個動作能加強臀部和大腿部肌肉，改善血液循環。

（4）上半身前傾彎腰，鍛鍊柔軟度

雙腳分開與肩同寬，雙手自然垂放在身體兩側，放鬆肩膀，深呼吸一口氣，抬頭挺胸。呼吸的時候，身體開始慢慢前傾，盡自己的能力讓雙手向腳掌靠近。然後在最低處停留數秒，慢慢回到起始位置。做動作時不要弓背。

這個動作能拉伸腰背曲線，同時鍛鍊你身體的柔軟度。

（5）膝靠胸運動瘦腿、背：仰面躺在床上，雙腿伸直，抬起左腿，把雙手放在大腿後面抓緊。輕輕地把膝蓋拉向胸部，直到感覺到大腿背部輕微的拉伸。保持這個動作5～10秒鐘。不要把手放開，抬起頭，把前額抬向膝蓋，再保持5～10秒鐘，然後慢慢地回到初始位置。換右腿重新做。每條腿做3次。

2．臨睡前的瘦身操

（1）躺在床上，雙手抱住右腿，將右膝蓋往胸部方向靠近，頭往右膝蓋靠近，停5秒，換另一側，重複10次。

（2）躺在床上，雙手抱住雙腿，將膝蓋往胸部方向靠近，頭往膝蓋靠近，停5秒，重複5次。

（3）盤坐，身體前傾，上臂往前伸展，直到感覺拉到背部的肌肉，停5秒，要恢復坐姿前，可先將手肘放在膝蓋上，再慢慢將身體撐起，重複5次。

（4）坐姿，兩腿彎曲抱在胸前，下巴彎向胸部，再緩緩向後躺，前後滾動，放鬆，重複5次。

（5）四肢跪在地板或床上，往胸部收緊下巴，使背部弓起，停5秒，放鬆，重複10次。

（6）脊椎扭轉運動瘦腰：仰面躺在床上，膝蓋彎曲，雙腳平放在床上，雙臂放在身體兩側伸開。慢慢將膝蓋放向身體左側，同時眼睛看向右側，同時肩膀貼在床上，上半身放鬆，保持這個動作5～10秒鐘，然後慢慢地回到初始位置。換右側，每側做3次。

除了一些拉伸保健操，還可以用下面的輔助小健身操來保健健身。

1・搓臉：早晨起床後，先用雙手的中指同時揉搓兩個鼻孔旁的「迎香穴」數次。然後上行搓到額頭，再向兩側分開，沿兩頰下行搓到頦尖匯合。如此反覆搓臉20次，有促進臉部血液循環、增強臉部肌膚抗風寒的能力、醒腦和預防感冒的功效。長期下來，還能減少臉部皺紋，改善容顏。

2・轉睛：運轉眼球，宜不急躁的進行，先左右，後上下，各轉10次，能提高視神經的靈活性，提高視力。

3・叩齒：輕閉嘴唇，上下牙齒互相叩擊36次，間宜旋舌，以舌尖舔頂上顎數次。能促進口腔、牙齒、牙床和牙齦的血液循環，增強唾液分泌，進而達到清除污垢、提高牙齒抗齲能力和咀嚼功能等作用。

4・挺腹：平臥，伸直雙腿，做腹式深呼吸。吸氣時，腹部用力的向上挺起，呼氣時放鬆。反覆挺腹十餘次，可增強腹肌彈性和力量，預防腹部肌肉鬆弛、脂肪積聚，且能健胃腸、利消化。

5・提肛：聚精會神地提緊肛門十餘次，可增強肛門括約肌力量，改善肛周血液循環，預防脫肛、痔瘡、便祕等。

6・梳頭：坐在床上，十指代梳。從前額梳到枕部，從兩側梳到頭頂，反覆數十次。可改善髮根的營養供應。減少掉髮、白髮、促進頭髮烏亮，且能醒腦提神、降低血壓。

7・彈腦：坐在床上，兩手掌心分別按緊兩耳，用食指、中指和無名指輕輕彈擊後腦，反覆3～4次，可解疲乏、防頭暈、強聽力、治耳鳴。

8・貓身：趴在床上，撐開雙手，伸直併攏雙腿，翹起臀部，像貓拱起脊樑那樣用力拱腰，再放下臀部。如此反覆數十次，可鍛鍊腰背、四肢的肌肉和關節，促進全身氣血通暢，防治腰酸背痛。

家居摸爬滾打，減肥好輕鬆

摸打滾爬，是嬰兒最喜歡的一些動作。在日常休閒的時候我們不妨返老還童，試試這些童年的樂趣，不但能找到快樂也能讓自己享瘦。

1．摸

透過對身體肥胖部位的按摩和撫摸，加速脂肪的分解，促進身體代謝和體內垃圾的排出，是「摸」字技巧可以瘦身的主要原因。

一般來說，腹部的脂肪堆積，以及腿部、下巴是人肥胖的主要部位。對於這三個部位，每天飯後半個小時進行按摩和撫摸，能夠促進消化，加速脂肪的分解，預防堆積。

摸腿部：腿部主要採用的是提拉、按捏的方法，使脂肪和肌肉得到適當的運動，一般來說，每個部位的提拉按捏應該在5分鐘左右。完成後，將腿部伸直，這樣可以加速血液循環，在瘦腿的同時緩解腿部的疲勞狀態。

摸腹部：雙手放在腹部兩側，掌心向下同時向內推摸，速

度保持在每分鐘5次～20次，一直到腹部發熱為止。腹部發熱後，應該注意用保濕性比較好的布料裹住，保持10分鐘。透過這樣的撫摸，會感覺到腸胃的舒暢。不過要注意，千萬要在飯後半小時後進行，否則可能引起不適。

摸下巴：下巴的撫摸方法是按照下巴的形狀，進行弧線形來回撫摸。下巴處的脂肪堆積完全是因為經常不運動該部位造成的，所以會消失的比上兩個部位都快。

小叮嚀：摸字訣每日三次，晚飯後一次時間可適當延長，比前兩次時間多出1/3左右。這樣可以達到事半功倍的效果。

2・爬

（1）將身體俯臥於墊子上，雙手向前方伸平，掌心向下，雙腿伸直，呈匍匐前進狀。

（2）俯臥，屈肘撐地，兩腿伸直併攏。動作：兩肘交替向前匍匐爬行8～10公尺。兩腿伸直、放鬆，並隨上半身向前爬移。重複3次，間歇1～1.5分鐘。

（3）跪撐，兩手撐地，兩眼遠視。有節奏的交替向前爬行10～15公尺，重複2～3次。練習時，頭部稍抬，胸部自然下垂，爬速宜慢，爬幅宜小。

（4）右側半臥，右肘和右腿撐地，左手置於左髖。左手撐

地，右肘和右腿前移10～15公尺，重複2～3次。爬行時，上半身稍抬。兩側交替進行。

小叮嚀：爬行瘦身時，一定要注意不要在柔軟的地方，不標準的爬行動作，會給瘦身帶來障礙，另外，也不要在比較涼的石頭或地上，以避免碰觸受傷，或者發生關節炎症。

3.滾

滾動是一個耗費力氣並且使脂肪運動起來的辦法，效果猶如甩脂，或是跳肚皮舞，可以讓脂肪在不知不覺間消耗掉。

正向的翻筋斗滾動，腰部堆積的脂肪也得到了消耗。而反向翻筋斗的作用，主要是產生了良好的塑形效果。最後一種橫向的滾動，可起到一個輔助的作用。

滾動瘦身是幾種技巧中唯一需要輔助器材的瘦身方法，一般來說，帶有凸起的不平坐墊是滾動瘦身運動不錯的選擇，它軟硬適中，而且凸起的部分可以產生對人體各個穴位的刺激，對平衡內分泌、排毒，都有不錯的效果。

小叮嚀：滾動瘦身，每週三至四次以上。可以根據自己的瘦身需要選擇動作組和次數。不過千萬要注意，不宜過度疲勞，以及飯後半小時內不要進行，以免引起臟器壓迫腸胃，發生危險。

4・打

　　有能力的話，可以參加泰拳培訓班。泰拳的特點是綜合運用身上的多處部位進行搏擊，這對於全身都是一種鍛鍊和運動。

　　如果不想參加泰拳培訓，可以憑藉自己的想像來發洩平日裡的壓力，不過要注意，基本上要調動自己身體的每一個部位。比如出拳可以瘦手臂，做高抬腿可以瘦腿，而協調的把拳腿擊出會運動到腰腹，甚至每個關節。

　　小叮嚀：由於「打」屬於激烈運動，要注意練習時周圍的環境，一要寬敞，二要沒有危險硬物，以免傷害自己，或者誤傷到別人。每週兩次為宜，避免過度運動。

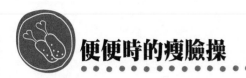 **便便時的瘦臉操**

如果你平時比較忙，根本沒有時間運動。那麼在便便時可以進行一些瘦臉操：

1．在蹲便便時可以學著叩齒，可以改善臉部血液循環，減少臉部多餘的肉肉。雙唇輕閉，嘴唇先往右邊撇，保持10秒鐘後往左邊撇，同樣持續10秒鐘，兩邊輪流做3次以上。如果不習慣，可以試著配合眼神左右轉換。千萬別小看這個小動作，它可以強化臉頰及嘴角的肌肉，讓胖嘟嘟的小腮幫快速消失掉！同時，叩齒使口腔唾液分泌增多，有助消化。長期持續，可以使身體更棒。

2．便便時嘟嘟嘴巴，可以促進臉部的新陳代謝，增加臉頰肌膚的彈性。將嘴巴嘟起，讓臉頰肌肉凹陷，眼睛儘量張大，如此持續動作10秒鐘，重複3次。這樣可以促進臉部血液新陳代謝。

3．便便時轉動眼球，可以預防眼部水腫，還能夠緩解視力疲勞。好像吹口哨般輕鬆，將嘴巴嘟起。然後慢慢吹氣使臉頰膨脹起來，持續5秒鐘，如此重複3次，這樣可以增加兩頰肌膚的

彈性。

4．雙手拇指和食指分別撚壓耳垂，同時，轉動眼球四個八拍。

第一、二個八拍，眼球沿逆時針方向轉動，其轉動的順序為上、左、下、右；第三、四個八拍，眼球沿順時針方向轉動，其轉動的順序為上、右、下、左。轉動眼球時，頭部不動。

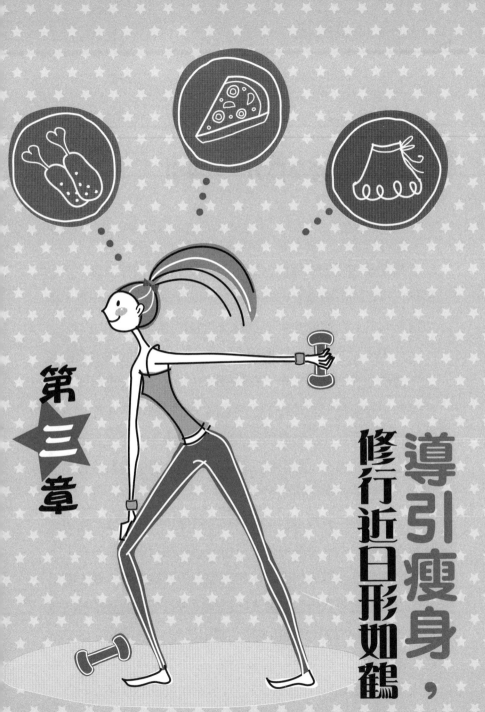

第三章

導引瘦身，修行近日形如鶴，

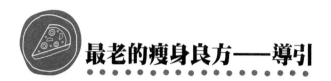

最老的瘦身良方——導引

　　導引是古代的一種養生術。指呼吸吐納，屈伸俯仰，活動關節。古代的一種健身方法，由意念引導動作，配合呼吸，由上而下或由下而上的運氣。具有很好的減肥瘦身的作用。

　　「導引」是一項以肢體運動為主、配合呼吸吐納的養生方式，源於上古的舞蹈動作。春秋戰國時期，出現了「熊經」、「鳥伸」等術勢。如《莊子‧刻意篇》裡記載：「吹呼吸，吐故納新，熊經鳥伸，為壽而已。此導引之士，養形之人彭祖壽考者之所以好也。」馬王堆三號漢墓出土《導引圖》的40多種姿勢，便是先秦導引術的總結。

　　早期的導引實際上包括了氣功和按摩，隋唐以後，氣功、按摩逐漸從導引中分離出來。導引作為一種獨具特色的養生方法，歷代皆有發展，代表流派如周代王子喬始創的赤鬆子導引法、唐代高僧鑒真所創的鑒真吐納術、宋代高僧廣渡始創的廣渡導引術和清代曹廷棟創設的老人導引法等。

　　導引屬於中國傳統的養生運動，它不同於現在的某些以展現人體極限能力為目的的競技體育專案。競技必須竭盡全力，

因而在運動中難免會受到損傷。因此，競技運動與養生鍛鍊並不相同。中國傳統的養生原則，講究「閒心」（精神要悠閒）、「勞形」（形體要運動）。

導引正是為「閒心」、「勞形」而設。就「勞形」而言，又必須「常欲小勞，但莫大疲」，也就是說要輕微運動，不要精疲力竭。在這一點上，導引鍛鍊與印度瑜伽等鍛鍊方法有一定的相似之處，兩者都是透過緩慢平靜的動作，使身體各部分的肌肉、關節得到充分鍛鍊。高明的瑜伽師，其肢體柔軟如嬰兒，這完全符合中國古代老子的養生思想，「人之生也柔弱，其死也堅強，萬物草木之生也柔弱，其死也枯槁」。可見，柔軟意味著生命力旺盛，僵硬意味著身體趨向老化。人體衰老的先兆之一就是關節僵直、活動欠佳，甚至步履蹣跚、老態龍鍾。因此，中國的導引、印度的瑜伽，都是為柔筋軟體而設，並不追求肌肉發達，力量強大。

至於「骨正」，是為了糾正人們日常生活中形成的軀體「不正」現象。人體就好比一棟房屋，骨骼就是這棟房屋的樑柱，而脊柱就相當於房屋的大樑。人們在日常生活中，常因各自的生活習慣，或外力的因素而產生一些特殊動作。久而久之，人體骨骼就會出現歪斜而導致某些疾病的發生，導引則是最好的矯正骨骼的運動方法。導引的正骨作用，是透過自我舒

緩的動作實現的，不需要強大外力的參與，如八段錦、易筋經等，都屬於導引的範疇。

　　這些鍛鍊方法的共同特點是動作和緩自如，可以最大限度的活動筋骨、肌肉、關節而不易造成損傷；可以促使血液循環平穩和緩（而非處於興奮狀態）、組織器官大量吸收氧氣，卻不會使心臟跳動劇烈，血壓突然升高，新陳代謝突然加快。因此，導引是適合任何人減肥的良方，只要按一定的方法和緩的運動肢體關節，使全身氣血流暢，就能夠達到效果。

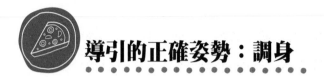

導引的正確姿勢：調身

在長期的練功實踐當中，歷代養生家們總結出了練習導引術所必須遵循的幾大要素，也就是調身、調息和調心。在此我們要說的便是調身，所謂的調身，是指將身體放鬆，對身體姿勢進行調整，從而進行一定的身體動作。

只有掌握了正確的姿勢，才能夠令導引養生鍛鍊達到良好的作用。調身可以集中注意，安定心神。調身的基本要求是形正體鬆，氣運自然。形正則生勢，靜則有頂天立地、包容宇宙之氣概，動則敏捷迅速，有排山倒海之勢。體鬆是緊中求鬆，剛柔相濟、做到鬆而不懈，緊而不僵。

鍛鍊中經常用到的調身姿勢是坐、臥、站、行，這四種姿勢各自都有著自己的特點和效用，在實際應用的時候，應該根據自身的病情、體質、練功情況以及習慣等去進行選擇。比如患有潰瘍病、胃下垂等消化系統疾病，或體力不支、年老力衰者可採用臥式或坐式；患有高血壓、頭痛，或者體質壯實者，則可採用站式。因為臥式可以減緩腹部緊張，減輕疼痛；而站式可以透過下肢的緊張，引導頭部氣血運行，有助於緊張

狀態的緩解。同時。選用適當姿勢，有助於把注意力集中在身體某一部位。一般認為，行則凝神於湧泉，立則凝神於海底（會陰），坐則凝神於絳宮（膻中），臥則凝神於坤腹（下腹部）。

此外，在對姿勢進行選擇的時候，還應該根據具體的情況進行具體的安排，有時候，還可以將幾種姿勢交替調配使用。冬季嚴寒戶外站式不適，可以採取室內坐式；夏季臥式滿身大汗，則可改為平坐或站式等。

1 · 坐式

坐式包括坐式、靠坐式和盤膝式三種。平坐式指端坐在方凳上，高度以軀幹與大腿、大腿與小腿各呈90度角為宜，兩足著地，兩膝左右分開與肩同寬，雙手自然放在膝或大腿上，下頜微收，鬆肩含胸，口眼微閉，舌抵上顎。

靠坐式是指坐於椅上，背靠椅背，其餘同平坐式。盤膝式又分自然盤膝式、單盤膝式和雙盤膝式三種。自然盤膝式是兩腿自然交叉成『八字形』，兩足壓在兩側大腿下，兩手放在膝上，或結手印置小腹前。單盤膝式是將一側小腿置於另一側小腿上，雙盤膝式是將左足置於右腿上，右足再放在左腿上，足心向上，雙盤膝式坐式穩固，易於入靜，一般人不易做到。

2‧臥式

臥式包括仰臥和側臥兩種。仰臥式即平臥於床上，或用枕頭將背部墊高墊實，呈斜坡狀，四肢自然放鬆伸直，兩手十指鬆展置於身側，或相疊置於小腹上。

側臥式左右側臥均可，一般以右側臥有利於心臟活動、肝臟藏血和胃腸排空。枕高應同側肩寬，頭稍向前、上側手掌自然放於髖部，下側手臂自然屈肘，手心向上置於枕上，距頭二寸左右；將下側的大腿略微向前屈，小腿保持自然伸直，上側大腿疊放，屈膝大約呈120度，足部著床。

這個姿勢適合體弱者或者是睡前練功時使用。

3‧站式

站式還被叫做站樁，具有很多樣的形式。最基本的站式是自然站式：兩腳平行，與肩同寬，雙膝微屈，收胯斂臀，直腰鬆腹，含胸拔背，沉肩墜肘，鬆腕虛腋，兩臂自然下垂，兩手自然置於褲縫處。頭正平視，口唇輕抿，舌抵上顎。

根據膝關節的彎曲程度，可以將站式分為高、中、低三種。根據手臂的姿勢可分為自然式、下按式（屈肘，兩手掌心向下，有意下按）、按球式（兩臂屈肘呈懷抱狀，兩手置於脘腹前，手心向下如按水上氣球）、抱球式（掌心向內，指尖相

對，如懷抱大球狀），三圓式（臂如抱球式，手指如握球狀，形似虎爪，足尖稍向內扣，形成足圓、手圓、臂圓）、佛掌式（兩手合十置於胸前）等。

4·行式

在保持靜立2～3分鐘之後，先邁出左腳，走路的時候先用足跟部位著地，足趾用力抓地而蹬，上半身和上肢隨之自然擺動，全身放鬆，意守下丹田或者是命門部位。可配合呼吸，呼氣時提肛收腹，吸氣時鬆腹，氣貫丹田。

導引的呼吸調准：調息

調息，在古代還具有吐納、練氣和調氣等稱謂，指的就是進行呼吸的調整以及鍛鍊。在導引功法當中，這是一個非常重要的環節，同時也是令人體內真氣積蓄、發動以及運行的主要方法。進行調息不僅有助於意守入靜和身體的放鬆，同時還可以調和氣血、協調陰陽，對內臟也具有一定的按摩作用。

「順其自然，勿聽其自然」是調息的基本要求，在自然呼吸的基礎上還要進行逐步的調整。無論選用哪種呼吸方法，均應從形體放鬆、情緒安寧入手。練呼吸應自然柔和、循序漸進，不能刻意追求，急於求成。常用的調息方法有：

1．自然呼吸法

這種方法指的是不加意念，順乎自然呼吸。這是呼吸鍛鍊的起點。

2．腹式呼吸法

在進行腹式呼吸法的時候，由於橫膈會隨呼吸運動，所

以會對內臟有著一定的按摩作用，令內臟的功能得到增強。吸氣時膈肌下降，腹部外凸；呼氣時膈肌上升，腹部內收者為順腹式呼吸。吸氣時腹部內收，呼氣時腹部外凸者則為逆腹式呼吸。一般認為，逆腹式呼吸更能加強腸胃的功能。

3·臍呼吸法

這種呼吸方法是一種高度輕慢柔和的呼吸方法。當練功進入高深境界，呼吸變得異常微弱，口鼻中空氣出入已無感覺。只有丹田內有極其微弱的起伏。古人認為類似胎兒在母體內之臍帶呼吸，故又名胎息。

4·開合呼吸法

這種方法是在胎息法的基礎上面，去意想全身的毛孔都在隨著呼吸而一開一合。吸氣時，意想自然界之清氣從全身毛孔吸入體內，呼氣時，意想體內濁氣從毛孔呼出體外。此法又稱體呼吸或毛孔呼吸法。

5·提肛呼吸法

進行提肛呼吸的時候，在吸氣時，要稍微用意提起會陰部；呼氣時，則將其放下。

　　為了能夠將其與意念活動的配合加強，還可以同時採取數息、聽息以及隨息的方法，這樣便可以排除雜念，恢復安寧。「數息」，指的是對鼻端呼吸出入的次數進行默數；「聽息」，指的是兩耳對自己呼吸的出入進行默聽。不計次數；「隨息」，指的是意念注意鼻端呼吸的輕微出入，不用計算次數。

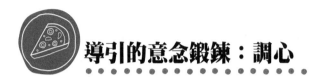

導引的意念鍛鍊：調心

調心是調身、調息、調心這練功三要素中的一個，指的是自覺去對意識活動進行控制，使之達到集中和專一，從而符合練功的要求，實際上就是意念的鍛鍊。《天臺止觀》中將調心分成了三步：入定、住定、出定。

調心的基本要求是要做到清心寡欲，排除雜念，以達到「入靜」的狀態。古代功法中的練神、凝神、存神、存思、止觀，反觀、心齋等，均屬調心的範疇。

調心的意義，首先便是寧神、聚精、養氣，使精充、氣足、神全。其次是以意領氣，調節氣血運行，使氣血順暢，陰平陽祕。

調心的常用方法為：

1‧注意放鬆身體

要有意識的令身體放鬆下來，姿勢安穩舒服自然。放鬆身體的功法有放鬆功等。

2‧注意身體的某個部位

在已經實現了整體的安靜之後，將意念高度集中到身體的某個部位上面，體驗其各種感覺，這種做法通常被稱為「意守」、「凝神」。常用的意守部位如丹田，一般指腹部下丹田，意守丹田可使元氣歸根，交通心腎，培補元氣。另外還有足三里、大敦、湧泉、命門，少商、中衝等部位。

3‧注意呼吸

將意念集中到呼吸上面，並且有意識的進行調整，使之緩慢而又深長，以利於排除雜念，可採用隨息、數息或聽息法。

4‧默念字句

透過默念字句的方式，可以將心中的雜念排除，同時也是一種自我暗示性意守。如呼氣時念「鬆」，吸氣時念「靜」，也可根據不同情況選擇字句默念。

5‧注意身體外部

一個人，如果心肝火旺的話，便很容易煩躁不安，這樣便難以對身體內部進行注意，這個時候便可將意念集中於身體

外部環境其一目標，如花朵、綠樹、天空、牆壁等，也稱「守外」。

6．觀想法

　　觀想法指的便是用想像產生幻覺、幻想，從而令意念集中，像內視、存想、觀想，以意領氣等都屬於觀想的範疇。內視，即將眼睛閉起，對自己身體的某一部位或者是臟腑進行內視，所謂觀想也就是幻觀，所謂以意領氣，又被稱為意行法，指的是用意去引導體內的氣，令其沿任、督脈等進行周流。

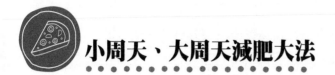

小周天、大周天減肥大法

　　自從內丹派由唐代鐘離權、呂洞賓創立以來，道家的各宗各派便都開始對周天功進行了大量的研究，其中尤其以宋末北派的王重陽和南派的張紫陽的成就最大。從唐宋一直到近代，內丹術已經成為了道家養生法當中的主流，同時也是最具中國民族特色的養生瑰寶，道家功夫的必修法門。周天功便屬於道家內丹術中的功法。

　　道家內丹術築基、煉精化氣、練氣化神、煉神還虛的各個階段基本上都被包括在周天功當中了。所以它既是道家內丹術的入門功夫，同時又是一種高層次的法門。周天功分為大、小周天功。

小周天法

1・聚氣法

　　聚氣法主要是要借助天地間的渾元氣來幫助丹田內氣集聚。練功者取站姿，全身放鬆，觀想自己在混混沌沌的宇宙真

氣之中，並默念口訣「我在氣中，氣在我中，天人合一，氣為我用。」然後用手掌在下丹田處劃圈，男左女右，由小到大，大至把全身都劃在內，再從大劃至小。劃圈時意想宇宙的真氣、光能都被調集過來，向劃圈的中心點小腹處聚集，進入下丹田。劃圈時，意念用手把周圍的氣場攪動，好像把一盆水攪動一般，形成一個氣場的旋渦，使真氣集聚到下丹田。這種功法關鍵是意念，意念用到了，就能收到較好的效果。

2‧丹田拍打功

丹田拍打功是強壯內氣的一種有效的功法。在對其進行練習的時候要取站姿，兩腳分開同肩寬，令兩膝微屈，兩手握成空心拳狀。首先嘴中要發出「唔」的聲音，然後再將膀子甩開，一前一後照著丹田和命門進行拍打，同時鼻中發出「哼」的聲音，並且雙膝微微一屈。

注意，在練習此功的時候，應該循序漸進，進行由輕到重、有節奏的拍打。聲音一定要與擊打配合好，因為發出「哼」聲時需要氣貫丹田，丹田無氣的話就必定會傷身。一般拍打八八六十四下即可，具體數量也可以根據身體的實際情況酌情進行加減。在對此功進行一段時間的聯繫之後會出現上火的現象，所以應該配合著多練一些靜功或者是馬步站樁功，這

樣可以消除內火。

大周天法

　　大周天功指的是內氣沿十二正經、奇經八脈運行。大周天是在小周天的基礎上面形成的，它的目的是練氣化神。當形成了大周天之後，十二經脈俱通，這樣五臟六腑的經氣便會旺盛起來，代謝能力就會加快，從而達到減肥的目的。

1‧大周天的運行路線

　　由於各種功法之間是具有差別的，真氣的實際運轉路線也會略有差異，但是循頭足一周是無疑的。大約有以下這幾種運轉路線：

　　第一種是真氣循十二正經一周。即由下丹田以意領至膻中，沿著手三陰由胸走手，接著沿手三陽從手背到頭，再沿足三陽從頭、背而下經足三里至足，然後，從足心沿至三陰太溪、三陰交至腹，再腹到胸，如此循行。

　　第二種是真氣沿著奇經八脈一周，即真氣從足跟沿陰蹻脈、陰維脈上行至腰部，再經陽蹻脈、陽維脈下至足跟。

　　第三種是真氣從湧泉穴開始，沿著沖脈下肢端上行至會

陰，再經中脈上達頭頂，真氣衝出頭頂，循三陰三陽經、奇經八脈，徐徐下降至足跟。

2‧大周天的練功方法

在練習大周天的時候，練功者首先要高度入靜，在高度入靜之後，便要以意引氣在上述路線進行循行。關鍵是要熟習大周天的運行路線，行功之前定好運行模式，運功時意氣一動，內氣就會自動沿上述路線循行。

大周天通後，還要繼續練功，以慢慢形成丹。男子成丹位置在下丹田。繼續練功丹上升一級至中丹田，再繼續練功，丹又上升一級至上丹田，最後從百會出竅，即古書所說的元神出竅。

女子第一次成丹的位置是和男子的有所不同的，開始的時候是在中丹，繼而便到了下丹田，再繼則到上丹田，最後達到元神出竅的境界。如果你的性功修煉得夠好，那麼在成丹的時候，便可以在下丹田的部位看到和自己一模一樣的一個嬰兒，坐在蓮花座上面，這個嬰兒被稱為「聖嬰」，會隨著丹而升級，最後出竅，還能夠收回。

補氣六字訣，每個人都能用的減肥套餐

補氣六字訣，是古代流傳下來的一種吐納養生法，它最大
的功效就在於透過呼吸導引，調動五臟六腑之氣。我們知道，
臟腑為人體之本，臟腑之氣不足、混濁都會對全身造成惡劣影
響，人體就會生病，身體就會肥胖。在這種情況下，身材自然
不會協調，而透過六字訣的化濁、補不足，讓全身和諧調暢，
就能改變肥胖的情況。

六字訣透過「吹」、「呼」、「嘻」、「呵」、「噓」、
「呬」六個字的不同發音口形，唇齒喉舌的用力不同，以牽動
臟腑經絡氣血的運行。流傳至今，下面一一介紹給大家：

1・「噓」聲

練習方法：兩手相疊於丹田，男左手在下，女相反；兩瞳
著力，足大拇指稍用力，提肛縮臀。當念「噓」字時，上下唇
微合，舌向前伸而內抽，牙齒橫向用力。兩手自小腹前緩緩抬
起，手背相對，經脅肋至與肩平，兩臂如鳥張翼向上、向左右
分開，手心斜向上。兩眼反觀內照，隨呼氣之勢盡力瞪圓。呼

氣盡吸氣時，屈臂兩手經面前、胸腹前緩緩下落，垂於體側。吸氣盡後，稍事休息，再念「噓」字，並連做6次。

2 · 「呵」聲

練習方法：練功時，足大拇指輕輕點地；兩手掌心向裡由小腹前抬起，經體前至胸部兩乳中間位置向外翻掌，上托至眼部。呼氣盡吸氣時，翻轉手心向面，經面前、胸腹緩緩下落，垂於體側，再行第二次吐字。應注意念「呵」字時口形為口半張，腮用力，舌抵下齶，舌邊頂齒。連做6次，然後調息。

3 · 「呼」聲

練習方法：撮口如管狀，唇圓如筒，舌放平，向上微捲，用力前伸。足大拇指輕輕點地，兩手自小腹前抬起，手心朝上，至臍部，左手外旋上托至頭頂，同時右手內旋下按至小腹前。呼氣盡吸氣時，左臂內旋變為掌心向裡，從面前下落，同時右臂迴旋掌心向裡上穿，兩手在胸前交叉，左手在外，右手在裡，兩手內旋下按至腹前，自然垂於體側。再以同樣要領，右手上托，左手下按，做第二次吐字。如此交替共做6次為一遍，調息。

4．「呬」聲

練習方法：兩唇微向後收，上下齒相對，舌尖微出，由齒縫向外發音。兩手從小腹前抬起，逐漸轉掌心向上，至兩乳平，兩臂外旋，翻轉手心向外成立掌，指尖對喉，然後左右展臂寬胸推掌如鳥張翼。呼氣盡，隨吸氣之時，兩臂自然下落垂於體側，重複6次，調息。

5．「吹」聲

練習方法：舌向裡，微上翹，氣由兩邊出。足跟著力，五趾抓地，足心空起，兩臂自體側提起，繞長強、腎腧向前劃弧並經體前抬至鎖骨平，兩臂撐圓如抱球，兩手指尖相對。身體下蹲，兩臂隨之下落，呼氣盡時兩手落於膝蓋上部。下蹲時要做到身體正直。呼氣盡，隨吸氣之時，慢慢站起，兩臂自然下落垂於身體兩側。共做6次，調息。

6．「嘻」聲

練習方法：兩唇微啟，舌平伸而微有縮意，舌尖向下，用力向外呼氣。足第四、五趾點地。兩手自體側抬起如捧物狀，過腹至兩乳平，兩臂外旋翻轉手心向外，並向頭部托舉，兩手心轉向上，指尖相對。吸氣時五指分開，由頭部循身體兩側緩

緩落下，並以意引氣至足四趾端。重複6次，調息。

　　補氣六字訣簡便易行效果好，每個字做六次呼吸，早晚各
練三遍，加起來總共大約做一遍大約只需20～25分鐘。若能持
之以恆，定能收到不錯的效果。

太極氣功減肥，瘦到型

　　氣功是中國特有的一種健身術。基本分兩大類，一類以靜為主，靜立、靜坐或靜臥，使精神集中，並且用特殊的方式進行呼吸，促進循環、消化等系統的功能。另一類以動為主，一般用柔和的運動操、按摩等方法，持續經常鍛鍊，可達到瘦身塑型的功效。

　　古代則根據功法不同，分別稱吐納、導引、行氣、服氣、食氣、練氣、靜坐、坐禪或內功等。其特點是透過練功者的主觀努力對自己的身心進行意、氣、體結合的鍛鍊，以達到健身和防治疾病的目的。

　　目前，太極氣功也運用在減肥中，也是運動減肥的一種方法，對於單純性肥胖有一定的效果。

1・太極氣功練習要領

　　（1）鬆靜相輔，順乎自然。鬆，是全身肌肉放鬆，這個鬆必須掌握鬆而不懈的狀態。採用臥式，全身放鬆較易實現，但在擺好姿勢以後，還應全身微微晃動幾下，達到臥

之舒適。站、坐兩式的維持，都必須有一定的肌肉處於緊張狀態，但也需最大限度的放鬆。放鬆的另一個方面，就是意識的放鬆，首先要伴隨著全身肌肉放鬆，使整個身體有一個舒適鬆快的感覺，另外，就是意守呼吸或意守丹田都不能思想過於集中，要消除緊張狀態，達到精神意識的放鬆。所謂靜，是指相對安靜而言，在呼吸方面出入無聲，體會悠閒自得，在意識方面強調透過意守，排除雜念，達到入靜。

（2）練意練氣，意氣合一

氣功之「氣」，主要指真氣（元氣）而言。練氣之初，必須由練肺氣（呼吸之氣）入手。肺氣的鍛鍊，由於功法的不同，採用的呼吸方式也各異。雖然如此，但不論什麼功法，大都要求呼吸做到：悠、勻、細、長、緩。練功有素之人、每分鐘呼吸次數，甚至可達二三次，形成緩慢的腹式呼吸。呼吸氣的鍛鍊，必須由淺入深，由快至慢，逐漸練習，不能要求在短時間內即形成完整的深長呼吸。

初練時必須以意念誘導，練到一定程度，便可達到自然而規律的呼吸。所謂練意：一為排除雜念，達到入靜；二為意守丹田，使整個身體發生更深刻的變化。初練氣功者欲想很快排除雜念是很困難的，必須透過一定時間的練習，

才能使雜念逐漸減少，達到入靜的要求。

（3）情緒平衡，心情舒暢

在氣功治療中必須強調情緒平衡，心情愉快，這樣才能促進健康、消除疾病，而且在每次做功後都會有舒適和欣快的感覺。

（4）循序漸進，勿急求成

初期練功不能急於求成，要求功效，效果都是隨著練功時間的進程逐漸顯現出來的。練功方法雖然不很複雜，但要掌握得比較熟練，也要透過一定時間的練習，才能達到。以內養功為例，可以先掌握姿勢和鍛鍊深呼吸，在深呼吸比較熟練時，再加上停閉，在停閉呼吸熟練以後，再加默念字句，然後再加舌抵上齶，在這些動作都比較熟練了，再加上意守丹田，這樣一步一步的掌握，往往比較順利。

（5）練養相兼，密切結合

所謂練養相兼，就是練功和合理休養並重。只練功，不注意合理休養，對戰勝疾病將是個障礙，故練、養必須密切結合。合理休養應包括的內容為：注意適當休息、生活規律、情緒樂觀、飲食有節、適度體力活動等。這些內容在整個練功過程中乃至一生，都應當注意，這往往是戰勝疾病取得健康的保證。每次練功均應貫徹練養相兼的要求。

如練內養功或強壯功時，練上半個小時以後，就可以放棄停閉呼吸，放棄意守丹田，單純全身放鬆，平臥床上，靜養10～20分鐘。養後還可以繼續再練，如此練練養養，效果也很好。

2‧太極氣功練習注意事項

（1）以上每式均練習6次，一吸一呼算1次。

（2）動作要均勻、緩慢，用鼻吸氣，用口呼氣。

3‧氣功的練習招數

（1）起勢調息

採取自然站立，兩腳分開與肩同寬；含胸拔背，兩手自然下垂；兩臂慢慢向前平舉，兩手稍高於肩，手心向下，同時吸氣；上半身保持正直，兩腿屈膝下蹲，同時兩手輕輕下按，直到與肚臍平，掌心向下，同時呼氣。

（2）開闊胸懷

將下按兩手平行上提至胸前，膝關節逐漸伸直，翻掌，掌心向兩側拉，至盡處，做擴胸動作，同時吸氣；將兩側的手平行向中間靠攏，到胸前，將兩掌心改為向下，在下按過程中屈膝，同時呼氣。

（3）揮舞彩虹

兩手平行上提至胸前，這時膝關節逐漸伸直，兩手繼續上升至頭頂，兩臂向上伸直，兩掌心朝前，同時吸氣；重心向右腳移動，右腿微屈，左腳伸直，以腳尖著地，左手從頂向左側，伸直平舉，掌心向上，右手肘關節在右體側彎曲成半圓形，右掌心朝下，繼續吸氣；重心向左腳移動，左腿微屈，右腳伸直，以腳尖著地，右手從頭頂向右側，伸直平舉，掌心向下，左手肘關節在左體側彎曲成半圓形，左掌心朝下，同時呼氣。

（4）輪臂分雲

重心移至兩腿之間，兩腿成馬步，兩手下行，交叉於小腹前，右手掌心疊於左手背上；雙手分開，從體側舉至頭頂上方，雙掌托天，同時吸氣；兩臂同時從上向兩側降下，兩手掌心向下逐漸交叉置於小腹前，肘關節微屈，同時呼氣。

（5）定步倒卷法

站好馬步，左手往前上方伸，右手由下向後上方劃弧平舉腰往右轉，目視右手，同時吸氣。然後提右臂屈肘，掌心朝前，經耳側向前推出，同時呼氣。接著，左手向胸前收，剛好與右手小魚際相擦而過；左手由下向後上方劃弧

平舉，腰往左轉，目視左手，同時吸氣。然後提左臂屈肘，掌心朝前，經耳側向前推出，同時呼氣。接著，右手向胸前收，剛好與左手小魚際相擦而過。

（6）湖心划船

當左手推掌在胸前與右手相擦之際，將兩手掌朝上，經腹前由下向上劃弧。兩臂向上伸直，掌心朝前，同時吸氣；彎腰，向上伸直的雙手隨之向後下方劃弧，同時呼氣；當兩手在後下方盡處時逐漸將腰伸直，兩側的手向外側劃弧上舉，掌心朝前，同時暖氣。

（7）轉體望月

兩腳自然站立，兩手分放在身旁，兩臂經前向左後上方揮動，上半身向左轉動，目視左後上方如望月，同時吸氣，然後返回自然站立姿勢，同時呼氣；兩臂經前向右後上方揮動，上半身向右轉動，目視右後上方如望月，同時吸氣。然後返回自然站立姿勢。

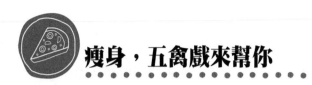

瘦身，五禽戲來幫你

　　中國東漢名醫華佗在總結前人模仿禽獸動作鍛鍊身體經驗的基礎上，將《莊子》中首倡的「熊經鳥伸」的運動方法發展成為一種極具民族特色的「五禽戲」。現在可以見到的有關「五禽戲」的最早說明，是南北朝陶弘景的《養性延命錄》一書。這種活動方法具有減脂瘦身、延年益壽的作用，是一種外動內靜、動中求靜、動靜兼備、有剛有柔、剛柔並濟、練內練外、內外兼練的減肥功法。

　　從中醫的角度看，虎、鹿、熊、猿、鶴五種動物分屬於金、木、水、火、土五行，又對應於心肝脾肺腎五臟。模仿它們的姿態進行運動，正是間接的起到了鍛鍊臟腑的作用，還可以使全身的各個關節、肌肉都得到鍛鍊。

　　現代醫學研究證明，五禽戲是一種行之有效的鍛鍊方式。它能鍛鍊和提高神經系統的功能，提高大腦的抑制功能和調節功能，有利於神經細胞的修復和再生。它能提高肺功能及心臟功能，改善心肌供氧量，提高心臟排血力，促進組織器官的正常發育。同時它還能增強腸胃的活動及分泌功能，促進消化吸

收，為身體活動提供養料。

　　就五禽戲本身來說，它並不是一套簡單的體操，而是一套高級的保健氣功。華佗把肢體的運動和呼吸吐納有條理的結合在一起，透過氣功導引使體內逆亂的氣血恢復正常狀態，以促進健康。後代的太極、形意、八卦等健身術都與此有若干淵源。無疑，它在運動養生方面的歷史作用是巨大的。

　　透過上面的論述，我們對五禽戲的功效有了一定的認識，但對於它的內容及具體操作方法我們是否瞭解呢？

　　五禽戲的內容主要包括虎戲、鹿戲、熊戲、猿戲、鳥戲。

虎戲：自然站式，俯身，兩手按地，用力使身軀前聳並配合吸氣。當前聳至極後稍停，然後身軀後縮並呼氣，如此三次。繼而兩手先左後右向前挪動，同時兩腳向後退移，以極力拉伸腰身，接著抬頭臉朝天，再低頭向前平視。最後，如虎行般以四肢前爬七步，後退七步。

鹿戲：接上四肢著地的姿勢，吸氣，頭頸向左轉、雙目向右側後視，當左轉至極後稍停，呼氣、頭頸回轉，當轉至朝地時再吸氣，並繼續向右轉，一如前法。如此左轉三次，右轉兩次，最後回復如起勢。然後，抬左腿向後挺伸，稍停後放下左腿，

抬右腿。如此左腿後伸三次，右腿二次。

熊戲：仰臥式，兩腿屈膝拱起，兩腳離床面，兩手抱膝下，頭頸用力向上，使肩背離開床面，略停，先以左肩側滾落床面，當左肩一觸床面立即複頭頸用力向上，肩離床面，略停後再以右肩側滾落，複起。如此左右交替各七次，然後起身，兩腳著床面成蹲式，兩手分按同側腳旁，接著如熊行走般，抬左腳和右手掌離床面。當左腳、右手掌回落後即抬起右腳和左手掌。如此左右交替，身軀亦隨之左右擺動，片刻而止。

猿戲：擇一牢固橫桿，略高於自身，站立手指可觸及高度，如猿攀物般以雙手抓握橫桿，使兩腳懸空，作引體向上七次。接著先以左腳背勾住橫桿、放下兩手，頭身隨之向下倒懸，略停後換右腳如法勾桿倒懸，如此左右交替各七次。

鳥戲：自然站式。吸氣時蹺起左腿，兩臂側平舉，揚起眉毛，鼓足氣力，如鳥展翅欲飛狀。呼氣時，左腿回落地面，兩臂回落腿側。接著蹺右腿如法操作。如此左右交替各七次，然後坐下。屈右腿，兩手抱膝下，拉腿膝近胸，稍停後兩手換抱左膝下如法操作，如此左右交替七次。最後，兩臂如鳥理翅般伸縮

各七次。

　　《五禽戲》也是中國的一項傳統體育項目，而且因其多是
仿生型和舞蹈型的結合，剛柔相濟動作優美，受到很多女士的
歡迎。長期持續練習《五禽戲》，能有效的瘦身健體，是適合
全民進行的養生方法。

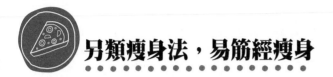

另類瘦身法，易筋經瘦身

中國古代的深奧智慧，給我們留下了很多減肥健身的瑰寶，現在流行的健身操大多沒有經過時間的洗禮，實踐的檢驗，而老祖宗們留下的方法，不單單能夠減肥燃燒脂肪，更能夠調解氣血，補血生肌，適合任何年齡段的減肥人士使用。

對於「易筋經」，我們非常熟悉，在金庸先生所著的武俠作品中就曾多次提到。事實上，現實生活中確實有這樣一部易筋經，不過關於它的來歷則是眾說紛紜，有的說是天竺和尚達摩所傳，有的則說是道家祕笈，無論如何，它強筋健骨的功效是眾所周知的。

易筋經分為內功和外功兩種功法，其中內功運動量較大，動作難度亦較高，一般全套鍛鍊只適用於體力較好的青壯年或慢性病患者。而外功因其主要運動指掌及上肢，普遍適用於各年齡層的減肥人士，通過上肢運動而運氣壯力、活血舒筋，影響全身。在這裡，只向大家介紹外功功法。

練功時，早晨面向東立，消除雜念，聚精會神，通身不必用力，使「氣」貫於兩手，邊做邊默念數字。練熟一式後再做

下一式，熟練後連貫練習。各式鍛鍊方法如下：

第1式：兩腳分開，距離同肩寬；兩眼向前看，兩肘稍屈，掌心
向下；每默數一字，手指向上一翹，手掌向下一按；一翹一按
為1次，共默數49次。

第2式：兩手放在大腿前面，握拳，拇指伸直，兩拇指端相對；每
默數一字，拇指向上一翹，四指一緊，一翹一緊，共默數49次。

第3式：兩手拇指先屈於掌內，然後四指握拳，兩臂垂於體側，
拳孔向前；每默數一字，將拳一緊，緊後即鬆，一緊一鬆為1
次，默數49次。

第4式：兩臂從下向前緩緩舉起，高與肩平，兩肘稍屈，拳心相
對（1尺左右）；每默數一字，將拳一緊，緊後即鬆，一緊一
鬆，默數49次。

第5式：兩臂緩緩向上舉，拳心相對，兩臂稍屈；兩臂不可緊靠
頭部，上舉時兩腳跟提起；每默數一字，將拳一緊，兩腳跟一
起一落，默數49次。

第6式：兩臂左右平舉，屈肘，兩拳對兩耳（距離1寸），虎口
對兩肩；每默數一字，將拳一緊，緊後即鬆，一緊一鬆為1次，
默數49次。

第7式：兩臂左右側平舉，高與肩平，虎口向上，兩肩略向後

仰，胸部略向前，兩臂上舉同時腳趾離地，腳掌著地；每默數
一字，將拳一緊，緊後即鬆，一緊一鬆為1次，默數49次。

第8式：兩臂向前平舉，高與肩平，兩肘不屈，兩拳距離5～6
寸，虎口向上；每默數一字，將拳一緊，緊後即鬆，一緊一鬆
為1次，默數49次。

第9式：兩臂左右分開，屈肘至胸部，然後翻兩拳向外至鼻前，
兩拳距離約2寸，拳心向外；每默數一字，將拳一緊，緊後即
鬆，一緊一鬆為1次，默數49次。

第10式：兩上臂左右平舉，兩前臂向上直豎，虎口對兩耳；每默
數一字，將拳一緊，緊後即鬆，一緊一鬆為1次，默數49次。

第11式：兩臂落下，兩掌翻轉至臍下兩旁，兩拇指離臍1～2寸；
每默數一字，將拳一緊，緊後即鬆，一緊一鬆為1次，默數49次。

第12式：兩手鬆開，兩臂下垂，然後兩臂前平舉，手心向上，
腳跟同時提起，腳跟落下時，兩手還原，重複3次。

　　本法注重動靜結合，在練功方式上強調動功與靜功的密切
結合。在練動功時要「動中靜」，即保持精神寧靜的狀態，全神
貫注，呼吸自然；練靜功時要「靜中動」，即在形體外表安靜的
姿勢狀態下，保持氣息運動的和諧。只有動靜結合，意、氣、體
三者互相配合，才能煉精化氣，內養臟腑氣血，外壯筋骨皮肉。

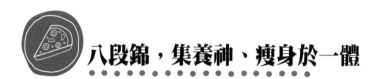八段錦，集養神、瘦身於一體

　　說到底何為健身減肥，身為筋，肉，血，靈的集合，練習這些健身減肥操。不但減肥效果顯著，更重要的把身體健康和精神的洗滌放在了更高的位置，我們仔細想一想，是不是在減肥的時候，花了太多的精力呢？何不試試這既養神又瘦身的八段錦呢？

　　八段錦是古代導引功法的一個重要分支，它起源於南朝梁代，形成於宋代，發展於明清。到了現代，中醫大家鄧鐵濤教授又對其進行歸納整理，使其臻於完善，從而成為在養生界中廣為流傳的養生功法。

　　「八段錦簡單易學，經常鍛鍊，對增強體質，調節人體各臟腑經絡氣血的運行，均有顯著的功效。」八段錦一共包括八段，其中前四段的功用在於強身，後四段的功用在於瘦身。下面，我們就介紹下八段錦的實際鍛鍊方法。

第一段：雙手托天理三焦

　　【起勢】直立，兩臂自然下垂，手掌向內，兩眼平視前

方，舌尖輕抵硬齶，自然呼吸，全身關節放鬆，足趾抓地，意守丹田，以求精神集中片刻，兩臂微曲，兩手從體側移至身前，十指交叉，掌心向上。

【動作】

1．兩臂徐徐上舉，至頭前時，翻掌向上，肘關節伸直，頭往後仰，兩眼看手背，兩腿伸直，同時腳跟上提，挺胸吸氣。

2．兩臂放下，至頭前時，掌心由前翻轉向下，腳跟下落，臂肘放鬆，同時呼氣。

3．如此反覆16～20遍，使呼氣吸氣均勻。

【收勢】十指鬆開，兩臂由身前移垂於兩側。

第二段：左右開弓似射雕

【起勢】自然站立，左腳向左側跨一步，兩腿屈膝成馬步，上半身伸直，同時兩臂平屈於兩肩前，左手食指略伸直，左拇指外展微伸直，右手食指和中指彎曲，餘下手指緊握。

【動作】

1．左手向左側平伸，同時右手向右側猛拉，肘彎曲與肩平，眼看左手食指，同時擴胸吸氣，模仿拉弓射箭的姿勢。

2．兩手回收，屈於胸前，恢復起勢，但左右手指姿勢相反，同時呼氣。

3．右手向右側平伸，同時左手向左側猛拉，肘屈與肩平，眼看右手食指，同時擴胸吸氣。

4．如此左右輪流進行開弓16～20次。

【收勢】還原預備姿勢。

第三段：調理脾胃須單舉

【起勢】立直，兩臂自然垂於體側，腳尖向前，雙眼平視前方。

【動作】

1．右手翻掌上舉，五指伸直併攏，掌心向上，指尖向左，同時左手下按，掌心向下，指尖向前，拇指展開，頭向後仰，眼看右指尖，同時吸氣。

2．復原，同時呼氣。

3．左手翻掌上舉，五指伸直併攏，掌心向上，指尖向右，同時右手下按，掌心向下，指尖向前，拇指展開，頭向後仰，眼看左指尖，同時吸氣。

4．復原，再呼氣。

5．如此反覆16～20遍，運動時宜注意配合呼吸均勻。

【收勢】恢復起勢狀態。

第四段：五勞七傷往後瞧

【起勢】直立，兩臂自然伸直下垂，手掌緊貼腿側，挺胸收腹。

【動作】

1·雙臂後伸於臀部，手掌向後，軀幹不動，頭慢慢向左旋轉，眼向左後方看，同時深吸氣，稍停片刻，頭複歸原位，眼平視前方，呼氣。

2·頭再慢慢向右旋轉，眼向右後方看，吸氣，稍停片刻，再旋轉複歸原位，眼平視前方，呼氣。

3·如此反覆16～20遍。

【收勢】恢復起勢狀態。

第五段：攢拳怒目增氣力

【起勢】自然站立，兩腿分開屈膝成馬步，兩側屈肘握拳，拳心向上，兩腳尖向前或外旋轉，怒視前方。

【動作】

1·右拳向前猛衝擊，拳與肩平，拳心向下，兩眼睜大，向前虎視。

2·右拳收回至腰旁，同時左拳向前猛衝，拳與肩平，拳心向下，兩眼睜大，向前虎視。

3‧左拳收回至腰旁，隨即右拳向右側衝擊，拳與肩平，拳心向下，兩眼睜大，向右虎視。

4‧右拳收回至腰旁，隨即左拳向左側衝擊，拳與肩平，拳心向下，兩眼睜大，向左虎視。

5‧如此反覆進行16～20遍。

【收勢】注意配合呼吸，拳出擊時呼氣，回收時吸氣。最後兩手下垂，身體直立。

第六段：兩手攀足固腎腰

【起勢】兩腿直立，兩手自然垂於體側，成立正姿勢。

【動作】

1‧兩臂高舉，掌心相對，背部挺伸，頭向後仰。

2‧上半身儘量向前彎曲，兩膝保持正直，同時兩臂下垂，兩手指尖儘量向下，頭略抬高。

3‧如此反覆16～20遍。（注：此段可用自然呼吸。）

【收勢】恢復起勢狀態。

第七段：搖頭擺尾去心火

【起勢】兩腿分開，屈膝下蹲成馬步，兩手按在膝上，虎口向內。

【動作】

1‧上半身及頭向前深俯，隨即在左前方儘量作弧形環轉，頭儘量向左後旋轉，同時臀則相應右擺，左膝伸直，右膝彎曲。

2‧復原成起勢姿勢。

3‧上半身及頭向前深俯，隨即在右前方儘量作弧形環轉，頭儘量向右後旋轉，同時臀部相應左擺，右膝伸直，左膝彎曲。

4‧復原成起勢姿勢。

5‧如此反覆16～20遍，可配合呼吸，頭向左後（或右後）旋轉時吸氣，復原時呼氣。

【收勢】最後直立而收勢。

第八段：背後七顛把病消

【起勢】立正，兩手置於臀後，掌心向後，挺胸，兩膝伸直。

【動作】

1‧腳跟儘量向上提，頭向上頂，同時吸氣。

2‧腳跟放下，著地時有彈跳感，同時呼氣。

3‧如此反覆進行16～20次。

【收勢】恢復成起勢姿勢。

　　以上八段錦，每一動作都能對某一局部起到應有的效應，並透過局部調節整體。透過此八段動作，運動量不大不小，老弱咸宜，即可以強身防病，又能醫疾治病，特別是一些久治不癒的慢性病患者，透過鍛鍊確能收到意外佳效。

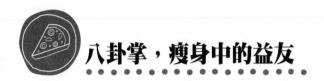

八卦掌，瘦身中的益友

　　八卦掌全稱八卦連環掌，是由清代河北文安縣人董海川（約1813～1882）在江南遊歷時得到道家修煉的啟示，結合武術加以整理而成的一門拳術。八卦掌下傳弟子眾多，其中屬尹福和程庭華最有名氣，分別開創了尹式八卦掌與程式八卦掌。

　　女人都想瘦身，八卦掌的轉圈（八卦走轉）正是運動減肥的好方法。人在短時間激烈運動中消耗的是血糖，而時間長一點的勻速運動才能消耗脂肪，八卦掌運動正符合這方面的要求。許多年輕人都願意在跑步機上進行減肥運動，殊不知練八卦掌的八卦走轉卻是一舉多得之事：即減肥、防身，又修養了身心，且能從中領略到中國傳統文化的精髓，有理想、求進取的女孩子們怎能不練呢？

　　下面我們就選擇一些簡單實用的基本功法奉獻給大家。

1・站樁

　　站樁是八卦掌的基本功，樁法共有很多種，這裡只介紹一

種常用的「乾卦獅形樁」。

（1）預備式

身體面南背北，兩腳併攏站立，雙手自然垂於兩側，平心靜氣，全身放鬆，精神集中。

（2）起式（左式）

左腳向左側橫開三足步幅，重心放在兩腳中間，同時兩手從體側升與肩平，手心向下。手上升時有提物感，用意念使兩手的勞宮穴採氣，雙腳下踩，湧泉虛空，足趾抓地，呼吸細長、慢勻。

身體下沉，雙掌下壓，雙腿微彎，成半馬步，兩手四指併攏，大拇指內扣勞宮穴，成牛舌掌形。

（3）定式（左式）

向左轉腰，左手由肩平向下過胸向左側甩出，手心向上，止手與眉同高。右手向左上方探出，肘與頭頂齊，右大臂距右耳一拳左右。雙臂成獅子張嘴之式。

（4）收式

身體右轉，面向南方，重心移至右腿，同時雙手自然向胸前呈十字交叉，左搭右，雙手手心向內，隨雙手呈分手式由下經外向上向內畫弧，下落至胸，掌心向下，掌指向內相對，同時左腳回收至右腳處，兩膝相貼，兩手慢落於身

體兩側，兩眼平視，調整呼吸，身體逐漸直立還原成預備式。右式反向做，要領同上。

練習獅形樁可健腦益智，強筋壯骨，通經活絡，提高抗病能力，改善身體的觸感（聽力）。站樁要左右換練，每天須練習一小時左右，練習者也可根據自己的身體狀況設定時間。

2·蹚泥步

蹚泥步也是八卦掌的一種入門功法，它的動作要領如下：

（1）身體保持中正、放鬆，同時要沉肩墜肘、含胸拔背。

（2）雙掌下按至丹田處，意如按水中浮木。

（3）屈膝下蹲至適宜高度。

（4）重心放於左胯，右腳蹬地，向前蹚出。

（5）左右兩胯重心相互轉換，向前直行。

（6）摩膝蹚脛（小腿），腳掌平起平落。

3·走圈

走圈是八卦掌特有的勁力與身法相結合的方法。初練走圈可以轉樹，即用蹚泥步法以樹為圓心不斷走轉。剛開始先走大圈，腳微微內扣，上身擰轉不要過大，否則腰不靈活，硬往裡擰，走轉不穩，就會內氣不調，五臟受損。等身體完全變穩，

再擰腰轉樹，不斷收縮。

初練時走轉要慢，由慢到快，不可操之過急。呼吸任其自然，氣自然往下沉，意念上有「鬆沉」的意境，日久氣沉湧泉，乃至地心。待丹田氣足，催動全身，則走轉會越來越快。

另外，八卦掌根據身體重心高低不同，將身體分為上、中、下三盤，由此演化出了三種走圈方法。

（1）練上盤：身體直立，走轉時重心與平常走路一樣，不向下坐胯或稍向下坐胯，重心的高低與走路時相同。

（2）練下盤：腿極力彎曲，使膝和胯相平，重心下降的距離與大腿長度相等，走轉時好似蹲著走一樣。

（3）練中盤：腿彎曲，介於中、下兩盤之間，走轉時重心在上盤至下盤的中間過渡段。

一般來說，體弱者以走上盤為宜，不用花費很大力氣就鍛鍊了身體。中盤一般人都可以練習，也是現在最普遍採用的一種。下盤是最困難的練習，而且需要較長時間的練習之後，才能從中盤走到下盤。如果能走到下盤，下肢就會有超乎尋常的力量。

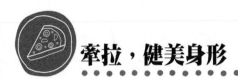

牽拉，健美身形

　　這個方法就是透過抻筋，也就是牽拉關節、肌肉、肌腱和韌帶或者是對其進行施壓來疏通經絡，這是中醫常用的一種方法，它不僅可以令關節、肌肉和韌帶的氣血流通獲得增強，同時也可以增強它們以至整個肢體的修長和靈活性。

　　「牽拉」這套操包含很多動作，其中較為常用的幾個有抱頭壓肘肩、繞頸揪耳朵和彎腰觸地這三個，下面便具體向大家介紹一下這三個動作：

1・抱頭壓肘肩

　　這個動作可以增強肩關節和腰部的柔韌性。具體做法為，將雙臂舉過頭頂，雙掌按住對側的肘關節，分別向左右側加壓，同時還可以配合做相應的腰部側彎動作，兩側各做20次。側重對肩關節和軀幹外側肌群的牽拉，有利於增強肩關節和腰部的柔韌性，防治肩周炎和腰痛。

2・繞頸揪耳朵

這個動作可以增強肩關節和頸肌的柔韌性。將一側上臂屈曲，從前方向繞過頸部，儘量去揪住同側的耳朵。另外一側的手掌可以按住這側肘關節的外側，向體側加壓，以增加對肩關節和頸肌的牽拉效果，每側持續10～20秒鐘。有利於增強肩關節和頸肌的柔韌性，有助於防治肩周炎和頸椎病。

3·彎腰觸地

這個動作最普通，同時也是被練習得最廣泛的，功效與壓腿類同。在練習的時候，雙腿併攏或者分開與肩同寬，向前彎腰，雙手掌儘量觸地，注意在做這個動作的時候雙膝關節不能彎曲，並且還要儘量將臉部向下肢靠攏，要使動作富於節奏，最後靜止10秒鐘，整個動作總共持續1～2分鐘。

無論對避免、減少運動傷害，還是樹立個人的健美形象，「彎彎壓壓」這套動作都是十分可取的，所以在平時可以多加練習。

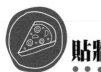 # 貼牆功、扭腰功修煉骨感般身材

每次看著電視臺上的模特兒，你是否羨慕得不得了呢？想要擁有模特兒般骨感的身材嗎，想要瘦就來貼牆吧。貼著牆壁做做運動就能讓你瘦下來哦！瘦小腹、瘦腰、瘦臀、矯正身形，快來感受一下神奇的瘦身方法吧！

「貼牆」動作可以幫助我們把脊椎拉直，小腹收緊，養成抬頭挺胸的習慣，默默地矯正你的身形。

1・貼牆功的練習方法

（1）單腳站立，努力打開胯關節保持身體穩定，可以讓你的背部線條更加美麗。一隻腳的腳心緊緊貼在另一條腿的大腿內側，兩手側平舉站立。擺出這個姿勢後，胯關節會鬆弛下來，背部伸展，感到很舒服。保持這個姿勢不變，慢慢地深呼吸3次。另一隻腳也重複同樣的動作。

（2）找一面牆，整個人背對著牆壁，把你的腳板平貼在地面上，然後慢慢地把兩個後腳跟併攏，這時候你的整個腿部，包括下半身，也就跟著緊緊貼在牆壁上。然後先彎腰

成60度，讓自己腰部以上的上半身，可以稍稍離開牆面。

（3）用力吸氣收小腹或者是用手按著小腹，接著再按照順序把整個上半身，慢慢地從脊椎、臀部、腰部到肩膀，最後是後腦勺，一一全部平貼在牆面。這時候要特別注意的一點就是肩膀和雙手要放鬆，但是臀部必須夾緊。

2·體會扭腰功的動作要領

和貼牆功一樣，扭腰功也是一套有效的強腎功法，它因為簡便易學、收效迅速，且不受場地、時間限制而受到許多人們的喜愛。人們喜歡透過扭腰功來增強精力、性功能、記憶力、骨骼，減少落髮、黑斑和皺紋。此外，它對所有腰胯以內的疾病都有療效，比如生殖系統、泌尿系統的疾病，如前列腺炎、膀胱炎、腸道疾病、便祕和婦科類疾病等等，而且還可以減肥，其減肥區域在腰、胯、臀、腹部，正是贅肉最多的部位，所以此法令男女老少皆大歡喜。

（1）雙腳按等同雙肩距離站立，身體略微前傾；雙腳腳趾緊緊向下抓住地面。

（2）雙手用力撐住腰部，掌心朝內護住丹田處（肚臍下方），兩隻手拇指、食指形成的空白正好在丹田處形成一個空的方形，雙肘自然彎曲至90度左右，與雙手在用力時

形成固定位置；

（3）以脊椎為軸心，兩胯帶動整個臀部向左做圓形扭動，經身體左側、後方，最後從右方返回，使整個肚皮和胯部正好轉完一個180度的圈，以此動作連續做20下，即轉20圈；轉圈時雙肘和雙手都在原位置固定不動，就像新疆舞裡腦袋移動而雙手不動的動作。

（4）向左方的轉圈扭動做完20個之後，在以同樣的姿勢向反方向轉動胯部20次；做完後再向左方轉動20次，如此反覆變化方向轉動。

（5）在整個練功過程中，口須微張，與鼻孔一同呼吸，不可緊閉。

3·貼牆扭腰功的注意事項

（1）要注意雙臂、雙手在扭動時緊張不動，只讓臀胯扭動，這樣扭腎氣提升很快。因為人們在剛開始練習時，最易犯的錯是手和臂沒用力緊張，因此不固定，導致手臂與雙臀不由自主地跟著一起扭。

（2）此外，要注意雙腳腳趾緊扣地面，這樣既固定了身體，又接通了地氣，還打通了腳上的經絡。

（3）平時除了練扭腰功，還要用提肛來配合，療效會更顯

著。比如開會、坐車、走路的時候，都可以持續提肛，時間越長越好。經過幾次練習後動作會逐漸標準。

4 · 貼牆功的注意事項

（1）人們在剛開始練習貼牆功時，必須將腳尖稍稍後移，具體距離自己掌控，保持重心穩定即可，然後緩慢下蹲、起立。這是因為此法看似簡單，但剛開始有難度，主要是腎氣不足之人無力蹲穩，起立乏力，重心容易向後傾斜倒地。因此，人們在做功時一定要專注於脊椎的直立和身體平衡，否則一不留神就會向後倒。

（2）此外，下蹲、起立的次數由自己決定，多少不限。但每次起碼應有九次以上，然後以九為單位逐漸加大到十八次，八十一次等等。但不要使自己過於疲勞。

「蛤蟆功」，修煉呼吸肌的奇功

在《射雕英雄傳》中，蛤蟆功是歐陽峰的一門極厲害的功夫，發功時蹲在地下，雙手彎與肩齊，嘴裡發出咯咯叫聲，宛似一隻大青蛙作勢相撲。此功純繫以靜制動，全身蓄勁涵勢，韻力不吐，只要敵人一施攻擊，立時便有猛烈無比的勁道反擊出來。

在此也要向大家介紹一種蛤蟆功，只不過這種蛤蟆功不是用來作戰，而是用來減肥瘦身的。

「蛤蟆功」的具體做法如下：將雙腿跪在床上，雙手壓在床上，身體向前傾，全身放鬆。用鼻子進行深吸氣，同時肚子還要往外鼓，讓氣在丹田內停留一分鐘，然後再用嘴呼氣，同時癟肚子。

中醫認為，這種蛤蟆功可以非常有效地訓練人體的呼吸系統，只要持續每天進行一次，每次練20分鐘就可以了，在練功的同時，最好再聽一些比較安靜，能夠令人心情愉悅的音樂。

如果想讓蛤蟆功起到事半功倍的效果的話，那麼最好是在每天下午的5點到7點這段時間來做這個動作，這是因為，在

中醫看來，這兩個小時是腎經當令的時刻，而很多呼吸系統的疾病都屬於肺病，肺在五行中屬金，而腎屬水。金生水，也就是說，肺是大的水，而腎是小的水，大河不通了，就應該趕緊把小河疏通，這樣大河的水就能夠順利的從小河內流出去，堵塞情況也就會得到緩解，時間長了，大河小河便都會暢通無阻的。

　　大家可千萬別小看了這個簡單的動作，這個動作對於人體呼吸系統的保健是有著非常好的效果的，還有許多患有哮喘病的患者都是透過練習蛤蟆功而治好了病的，並且治癒之後很多年內都沒有再犯過。

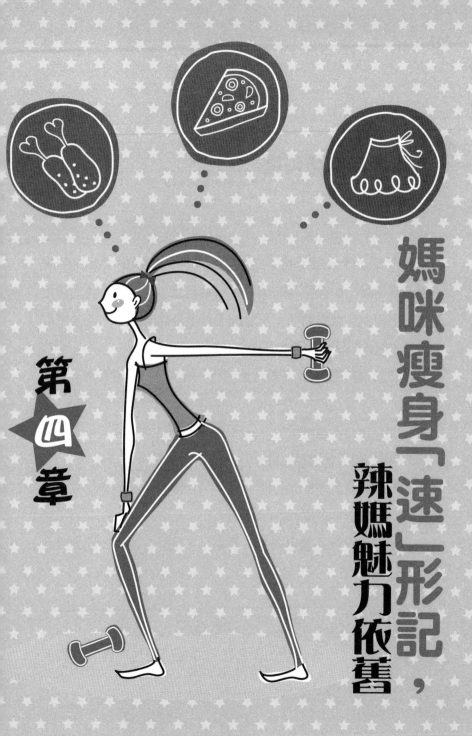

媽咪瘦身「速」形記，

辣媽魅力依舊

第四章

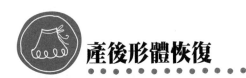

產後形體恢復

產後發胖，這是許多婦女遇到的問題。伴隨著嬰兒的哭聲，產婦對於自己臃腫的體形，開始發愁了。怎樣才能既滿足哺育中嬰兒的營養需要，又能減去身上多餘的脂肪，恢復體形美麗，已成為當代女性的共同心願。

根據孕婦的BMI（身體質量指數）值，孕婦最適宜增重範圍是：

BMI<19.8者應增加12.7～18.2公斤

BMI19.8～26者應增重6.8～11.4公斤

BMI>19者應增重6.8公斤

孕期適宜增重率每週0.5公斤

若要恢復原有體形防止「發福」，應該從運動及飲食方面著手。

1．適當運動。24小時後可下床活動每天2～3次，每次半小時，產後半個月可做些輕便的家務，但要避免過早的做負重的工作。

2‧持續運動。體力恢復後持續做產後保健操其中仰臥起坐最要緊。

3‧持續母乳餵養。母乳餵養能把孕期儲存在腹部和臀部的脂肪轉化為乳汁，這是最有效的減肥措施。

4‧合理膳食。少吃動物脂肪、內臟和甜食，多吃高蛋白、高維生素食物，少量多餐，粗細搭配。如果產後已經發胖，要注意減少熱量較高的主食，滿月後持續有計劃的運動訓練，如散步、打球、跑步、游泳、騎車等，有些產婦想恢復體形而於產後束腰或使用腹帶，不宜提倡。

　　產後體形和體態的恢復，需要半年至一年的時間。因此，餵乳期是產後婦女恢復體型的最好時期。此時產婦從生活到飲食，從休養到鍛鍊，加以綜合調理才能達到較為理想的水準。

　　首先，在膳食方面應根據自己的身高、體重、勞動、年齡範圍科學安排均衡膳食。既要維持自己和餵哺中的嬰兒需要，又要避免攝入過多，引起脂肪堆積。可根據營養學會推薦每日每公斤體重供給量標準進行計算，然後科學安排食譜。

　　一名28歲哺乳期婦女，身高160公分，體重65公斤，從事一般勞動。那麼她的理想體重是160公分—105＝55公斤。實際體重與理想體重差為65—55＝10公斤，這10公斤是超過標準體重的

多餘部分，要加以糾正。我們可透過供給量標準計算出全天需要的熱量為2150千卡，以此制定合理的膳食。原則是：多樣化的食品選擇，葷素搭配合理，三餐熱量分配比例可按1：5、2：5、2：5安排，攝入的食物應滿足身體對蛋白質、脂肪、碳水化合物、維生素、微量元素和礦物質、水及膳食纖維7種營養物質的需要量。比如：每天可攝入一個雞蛋、一杯牛奶、50克豆製品、100克肉類食品、75克海產品，維持優質蛋白質的供給，500克到750克青菜、150克水果、300克到350克主食、20克烹調油，還可選食少量的花生、瓜子等堅果類食品，這樣基本上做到了既豐富又平衡。儘量少食含熱量高的奶油、乳酪、油炸食品、甜點心等。

　　另外，每天要安排1～2次運動身體的時間，可根據自己的條件合理調控。例如：做廣播操、慢跑、跳繩、游泳、跳舞等活動。還可以透過擦地、吸塵等日常打掃清潔工作，達到鍛鍊的目的。因為，在打掃清潔環境的過程中，雙手要用力前後推拉，身體前傾，雙腳用力蹬地維持身體的平衡，從而達到增加運動，消耗能量，減少脂肪堆積的目的。

　　由此可見，產後要想保持體形美，就要勞逸結合，合理安排膳食，保持膳食平衡，生活有規律，適當的運動煉，保持健康的心情，既可餵養好你的寶寶，又可以使你的生活豐富健康。

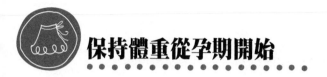

保持體重從孕期開始

傳統觀念認為孕婦需要安胎，所以懷孕時，對吃當然就得特別講究，得吃得豐盛、營養，但孕期的運動量卻相對降低，這就很容易造成脂肪、水分大量堆積，使體態比孕前豐滿，甚至臃腫。而隨著胎兒逐漸成長，更會使母體體重呈直線上升。

人體的細胞本來就具有伸縮性，如果長期飲食過量或運動不足，導致熱量過多，脂肪細胞就會擴大以容納多餘的熱量，所以「收支」不平衡就是造成肥胖的主因。為避免產後有這樣的困擾，最好從懷孕初期就開始規劃良好的飲食習慣。

准媽咪千萬不要認為一人吃兩人補，吃的越營養，寶寶就會越健壯。其實懷孕時，體重不是越重越好，媽媽的體重以增胖12～14公斤為最佳，過重反而可能會造成生產不易，對母子均沒有益處。提醒您，若體重增加20公斤以上，產後想減肥，非得有超乎常人的耐心才行，所以還是小心為妙。

一般認為，減重得等坐完月子再來談，其實這是錯誤的觀念，如果產前不注意，產後又不努力，很容易導致媽媽因變胖而失去自信心，甚至會陷入情緒低落、暴飲暴食的惡性循環

中。

懷孕期間的女性該如何控制自己的孕期體重呢？

1‧飲食日記

記錄每天早、中、晚餐的飲食內容，使自己瞭解一天中所吃進的東西，檢視的時候，反省自己是否吃進不該吃的東西。由記錄中，達到控制體重、保健的雙重目的。

2‧每天量體重

體重增加過快，是許多孕婦擔心，而且也是婦產科醫師所不願意見到的情形。

於是，如何控制體重增加的速度，就非常重要了。食不過量，是重要守則之一，而每天量體重，則可不斷的提醒孕婦應該注意飲食內容，以免吃進過量食物，讓體重直線上升。

3‧飲食過量，隔天節食

有時候，人們無法克制美食的誘惑，不小心貪吃了。待食物下肚後，才開始後悔。建議你，不妨減少第二天的飲食量，而且以吃清淡食物為宜，如此才能控制體重。

4‧設一天解禁日

怕體重增加過快，孕婦們每天都要努力控制食量。為了犒賞自己的辛勞，可以在每週設定一天解禁日，在那天讓自己放心進食，不再一斤一兩的計算食量，滿足吃的欲望。

5‧體重曲線圖

每天測量體重，並製作成曲線圖，以此為警惕。

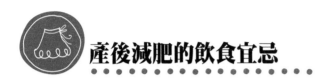

產後減肥的飲食宜忌

　　哪種產後瘦身方法最好是目前備受關注的焦點話題，產後女性朋友都想要找到適合自己的產後瘦身方法，但要注意的是，只有按照產後瘦身的注意事項來進行產後減肥才能達到最理想的產後瘦身效果。

　　產後瘦身對每個女性來說都是很重要的事情。女性朋友都會經歷生育的階段，在因有了寶寶而感到幸福喜悅的同時，產後瘦身要用什麼方法成了女性朋友唯一的煩惱。大多數女性朋友對產後瘦身都不是很瞭解，下面我們就來為大家介紹產後瘦身的注意事項，讓女性朋友瞭解產後減肥方法要如何選擇。

1．產後42天內不要節食

　　無論是孕期還是產後，科學合理的飲食習慣是至關重要的。產後瘦身飲食結構要合理，產婦每天所攝取的蛋白質、碳水化合物及脂肪類食物要搭配好。產後42天內不要節食進行產後瘦身，此時產婦的身體還未恢復到孕前的程度，應維持營養的供給，但同時也不要吃得太多，造成營養過剩。

2‧自然分娩：產後第一天就開始活動

孕期及產後積極運動是預防生育性肥胖的重要措施。適當的運動可促進新陳代謝，避免體內熱量蓄積，達到產後瘦身的目的。一般自然分娩的產婦，在產後第一天就可以開始活動，而做剖腹產的產婦，在拆線前可以適當做些翻身及下地走路的產後瘦身活動，拆線後就可以適量的活動了。

3‧束腹帶不能過緊

產婦在產後早期可以使用束腹帶。因為，產後產婦的肚皮較為鬆弛，每當活動量大時，體內遊離的臟器牽拉會使人感到非常難受，但應切記束腹帶不能過緊，否則不僅不能達到產後瘦身的效果，還會給身體造成傷害。

4‧忌吃減肥藥

產後瘦身千萬不要吃減肥藥、減肥茶。減肥藥主要是透過人體少吸收營養，又增加排泄量，從而達到產後瘦身的目的。同時，減肥藥影響人體正常的代謝，尤其是哺乳期吃減肥藥，大部分藥物會從乳汁裡排泄，這樣就等於給嬰兒也吃了減肥藥，容易引起嬰兒的肝功能異常。

5．信心最重要

　　產婦產後的心情也很重要。產後正處於一個身體內各個
器官由一個舊的平衡轉向新的平衡的時期，產後瘦身大約需要
42天才能恢復到孕前的水準，回復到一個健康正常的非孕期情
況。這時產婦要有信心，這樣才能有助於產後瘦身。

　　相信透過上文的介紹，女性朋友們對產後瘦身的注意事項
都有了一定的瞭解，產後女性只要遵照上述注意事項，就能讓
產後瘦身的效果達到最佳。

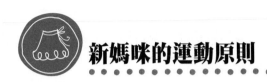

新媽咪的運動原則

在生活條件差的年代，許多婦女產後沒幾天就照常操持家務，產後不久就下床勞動或去工廠做工。產後過早、過重的勞動，會影響子宮、陰道及盆底組織的恢復，日後容易出現子宮脫垂、陰道前後壁膨出和尿失禁等後遺症。

現在隨著婦女社會地位的提高及生活條件的改善，產婦對圍產期保健越來越重視，這是受到肯定的。但有些人錯誤地認為坐月子越晚下床越好，就得坐著，躺著，產後1個月內不出居室，甚至在床上吃，床上便。產後過於勞累，當然會影響身體的康復，但將產婦禁錮在床上，一切由別人包辦、伺候，對產後恢復並非有利。

如果產後較長時間不活動，很容易使本來血液就處於高凝狀態下的產婦發生下肢靜脈血栓；同時產後骨盆腔底部的肌肉組織也會因為缺乏運動，而不能儘早恢復。

適當的活動，有利於子宮的復原和惡露的排出；促進血液循環，減少骨盆腔及下肢血管血栓形成；有利於促進腸蠕動，調整排便功能，防止便祕，還可促進胃腸道的消化功能，改善

食欲，也能使腹部和骨盆底肌肉得到鍛鍊，早日恢復原來的收縮力。

因此，絕不要整日躺在床上不敢下床，在順產後當日就可以在床上翻身，6小時即可坐起來，半坐位與臥式交替休息，也可自己下床大小便，24小時後可以輕微活動，在床邊和房間內走動，但是要避免疲勞。

身體修復一段時間後，就可以進行瘦身運動。新媽媽在進行瘦身運動的時候要注意下面一些原則：

1．避免劇烈運動

為了快速瘦身，許多媽咪採取激烈的運動計畫，這很容易造成疲勞，不僅如此，還會損害健康。產後立即進行劇烈運動減肥，很可能影響子宮的康復並引起出血，嚴重時還會使生產時的手術傷口或外陰切口再次遭受損傷。別忘了進行運動之前，事前的熱身運動與事後的緩和運動不能少，否則容易造成運動傷害。

2．最好選擇輕、中等強度的有氧運動，並做到持之以恆，這樣有利於減重，並能有效防止減重後體重出現反彈

有氧運動有極佳的燃脂效果，有氧運動指的是使用到全身

肌肉的運動，包括慢跑、快走、游泳、登山、騎腳踏車、有氧舞蹈等，且進行的時間至少要持續12至15分鐘以上，若要有效燃燒脂肪，應持續進行30分鐘以上，或是一天之內累積到30分鐘以上才有效果。

3·新媽媽的產後運動應注意循序漸進

如能持續在分娩後進行5個月左右必要的身體鍛鍊，不僅對體質以及形體的恢復有益，還可將全身的肌肉練得結實一些，消除腹部、臀部、大腿等處多餘的脂肪，恢復懷孕前的健美身姿。

4·切忌急功近利的心態和懶惰好逸心態的交替

產後健身的信念一旦樹立，不要輕易打破自己的心理防線，不可「放縱」。一方面不能半途而廢，偶爾貪吃貪睡；另一方面也不要急於成功，有時候一進健身房一待就是幾個小時。要心態平和的面對產後減肥。

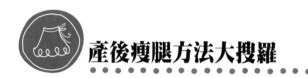

產後瘦腿方法大搜羅

　　媽咪生育後雙腿之所以會有如此的劇變，多因其在懷孕期間，尤其是在懷孕後期受日益膨大的子宮壓迫，使下肢靜脈回流受阻，一方面形成程度不同的妊娠水腫，組織間隙水分增多，帶來雙腿皮膚緊繃，待水腫消去就顯得皮膚鬆弛；一方面造成下肢靜脈曲張，分娩以後儘管靜脈回流情況得到改善，但已較難恢復到孕前水準，加之產後較長時間臥床會加劇下肢靜脈曲張，使青筋盤旋扭曲於淺表。更因為懷孕期間及產後一段時期缺少運動，使雙腿肌肉萎縮，逐漸為脂肪所填充。

　　平時不喜歡運動的媽咪也可以嘗試按摩法來瘦腿，效果一樣驚人。

1.先將腿部用熱水打濕，再用按摩霜均勻地塗抹在腿上，隨後用按摩刷自下往上輕刷

　　這種方法是最簡單最省力的按摩方法，它可能無法達到減肥的效果，但也能促進血液循環，健美腿部肌膚。

2‧推法

雙手用力放在大腿上，隨後，自上向下用力推，重複15
次。

3‧拍法

這種方法最簡單，即不斷拍打腿部，這種手法可以使腿部
肌肉放鬆。

4‧捏法

即用手捏起腿上的肌肉往上提，每次持續3秒。

5‧揉法

即用手掌的掌心按住大腿上的某個位置，隨後作逆時針轉
動，反覆20次。

6‧精油按摩

你可以按照自己的愛好，挑選一款精油，取1～2滴滴在腿
上，隨後用揉、捏、推等方式進行按摩。一般來說，用精油按
摩是較有效的美腿方式。

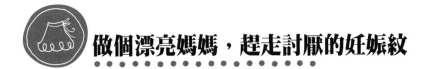

做個漂亮媽媽，趕走討厭的妊娠紋

　　懷胎十月，女人享受著準媽媽的快樂，也承受了更多常人難以想像的痛苦。寶寶出生以後，許多媽媽在喜悅中發現肚子、大腿等處出現了難看的粉紫色條狀紋路，又漸漸變白，十分影響美觀，這就是妊娠紋。

　　人體的腹部從外到內有許多層，它們是皮膚、皮膚彈性纖維和腹部肌肉組織等。當女性懷孕超過3個月時，腹部開始膨隆，皮膚彈性纖維與腹部肌肉都開始伸長。當超過一定限度時，皮膚彈性纖維發生斷裂，腹直肌腱也發生了不同程度的分離。腹部的皮膚就會出現粉紅色或紫紅色的不規則縱形裂紋。產後，雖然斷裂的彈性纖維逐漸得以修復，但難以恢復到以前的狀態，而原先皮膚上的裂紋便漸漸退色，最後變成銀白色，就留下了難看的妊娠紋。

　　根據統計，約70％～90％的孕婦在首次懷孕時會出現妊娠紋，而妊娠紋一旦出現就很難消除，要經過很長的時間才會淡化，所以，預防妊娠紋，就顯得極為重要。

　　準媽媽們在孕前就要注意鍛鍊身體，經常做按摩，持續冷

水擦浴，增強皮膚的彈性。同時也要注意營養，多吃富含蛋白質、維生素的食物，增加皮膚的彈性。

懷孕期間，準媽媽們切不可進食大量高熱量食品，從而導致體重突增。實際上，準媽媽們要適當控制體重，在維持均衡、營養膳食的基礎上，應避免過多攝入碳水化合物和過剩的熱量，以免體重增加過多。在懷孕時體重增加的幅度上，每個月的體重增加不宜超過2公斤，整個懷孕過程中體重的增加應控制在11～14公斤。

從懷孕初期就可以選擇適合體質的乳液、按摩霜，在身體較易出現妊娠紋的部位，如肚子、大腿等處勤加按摩擦拭，以增加皮膚、肌肉的彈性以及血流的順暢。不過需要注意的是，千萬不可採用按壓的按摩方式，而是動作輕柔，以打圈的方式進行。所選用的乳液不要含有過多的化學物質，一般的嬰兒乳液就可以了。

而分娩之後，要在第一時間內實施塑身計畫，這段時間就是產後6個月。洗澡時用毛巾對腹部、腿部進行揉洗，再將溫熱的牛奶塗在肚皮上，用雙手從裡向外揉。最後再塗上纖體緊致霜，能收緊皮膚，並促進皮膚新陳代謝。此時應多吃富含維生素C的食物，如柑橘、草莓等。此外，適當的運動也能幫助產婦儘快恢復。

準媽媽為了孩子的出生已經付出了很多，千萬不要再讓妊娠紋奪走了自己的美麗。所以從孕期開始，就要防微杜漸，讓妊娠紋沒有可乘之機，從而做一個漂亮媽媽。

產後總動員，恢復完美體形

生孩子、做媽媽是女人的宿命，但生完孩子後能否恢復少女時的體形是每個女人都關注的。生完孩子後，皮膚很容易變得鬆弛，尤其是乳房，由於肚子無情地拉扯，乳房向下向外分開，真是很難看。所以，女性朋友在懷孕時就可以經常將嬰兒用的按摩油塗擦在腹部、乳房、腰、腿上畫圈按摩，這樣的按摩非常有效，而且嬰兒油是完全可以食用的油脂，很安全。按摩小腿的時候，還可以加上一小勺浴鹽，這樣可以去掉腿上滯留的水分，讓小腿不會腫起來，看上去很纖細。

此外，以下兩個部位也是需要特別注意的：

1·會陰保健

在分娩的時候，會陰會被拉伸，變得很薄，有些人還會因會陰沒有足夠的韌性而導致撕裂。如果從生寶寶六周前就開始按摩會陰，可以減少撕裂的危險。

每次洗完澡後將甜杏仁油（如果有舊的傷疤的話可以使用維生素E油）抹在會陰上，將手指放在陰道裡，然後輕輕向著肛

門方向按摩，記住要用力均勻，輕柔地向前按摩後在退回來，手法要穩，可按照U字形來回按摩5～10分鐘，直到有輕微的灼熱感、發麻或有些刺痛感為止（在生產過程中，當嬰兒的頭出來時就和這種感覺類似）。

2・陰道收縮

自然生產後，陰道一般都會變得鬆弛，如果做做下面這些訓練可促進彈性的恢復，使陰道緊實。

在小便的過程中，有意識地憋住小便幾秒鐘，中斷排尿，稍停後再繼續排尿。如此反覆，經過一段時間的訓練後，可以提高陰道周圍肌肉的張力。

在有便意的時候，憋住大便，並做提肛運動。經常反覆，可以很好地訓練骨盆腔肌肉。

仰臥，放鬆身體，將一個手指輕輕插入陰道，後收縮陰道，夾緊陰道，持續3秒鐘，然後放鬆，重複幾次。時間可以逐漸加長。

走路時，有意識地繃緊大腳內側及會陰部肌肉，然後放鬆，重複練習。

經過這些訓練，可以大大改善骨盆腔肌肉的張力和陰道周圍肌肉，明陰道恢復彈性。

3‧注意補血

「一個孩子三桶血」，孩子是完全靠母親的血液滋養起來的，生孩子的過程要出血，孩子出生後餵奶同樣也是耗血。所以建議在孩子斷奶後還沒有及時恢復體形的媽媽們，注意吃補血補腎的食物，儘量少吃或不吃水果，維持體內有足夠熱量，這樣可以暖腎，又有助於燃燒脂肪，調理幾個月下來，體重就會慢慢減輕。

相應的食療方法就是常吃海蝦、鱔魚，多吃固元膏和黑米糊、當歸粉，都能及時補充氣血。還有一個產後減肥的特效方：醋泡黃豆。取一公斤黃豆用半斤品質好的醋浸泡，密封保存一年半後再吃，減肥效果十分好。剛剛懷孕的媽媽們可以如法炮製，等孩子快滿一歲了再開始吃，每天2次，每次8粒。用差不多半年時間將這2斤黃豆都吃完後，身材就會完全恢復。這種減肥效果是在你不知不覺的情況下發生的，無須節食。記住吃醋豆時最好不要吃水果，而且要等孩子斷奶後再開始吃。

其實，產後補血還有一個很簡單的方法，就是每天一杯紅糖水，這不僅可以補血，還可以加快血液循環，促進身體雜質儘快排除，美白肌膚。

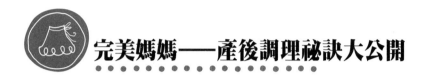

完美媽媽——產後調理祕訣大公開

　　產婦由於分娩時出血多，加上出汗、腰酸、腹痛，非常耗損體力，氣血、筋骨都很虛弱，這時候很容易受到風寒的侵襲，需要一段時間的調補，因此產後必須坐月子才能恢復健康。坐月子的目的是在這段期間內做適度的運動與休養、恰當的食補與食療，能使子宮恢復生產前的大小，氣血經過調理也都能恢復，甚至比以前更好，也就將不好的體質在這段時間慢慢改變過來。

　　產後調養還要一些注意事項：

1·膳食應多樣化，粗細糧要搭配著吃，葷素菜夾雜，以富含蛋白質，維生素及微量元素的食物最好。特別是新鮮的蔬菜和水果，其中富含大量維生素，對產婦體力的恢復和補充乳汁的營養非常有好處。總之產婦的飲食原則是：營養均衡，易消化、吸收，不宜過多食用肥甘厚味。

2·臥室要注意通風，保持室內空氣新鮮。夏天應注意防暑降

溫，但要避免對流風和直接吹風，防止母嬰受涼感冒。

3・注意清潔衛生。正常分娩後，產婦最好在分娩後3～7天才開始洗頭、洗澡和刷牙（最好用溫水漱口）。冬季每隔幾天擦擦身就可以了，夏天一定要洗淋浴，不可盆浴。洗澡之外，還應勤洗外陰。

4・產後惡露未淨時，一定不可同房。一般最好一個月之後才可同房。儘早起床進行活動，持續做產後體操。

5・注意乳房的衛生。每次哺乳前都要用清水或是2％硼酸水擦淨乳頭。最好是母乳餵養，多餘的奶要用吸乳器吸出或是擠出。如果乳頭破裂，塗以50％魚肝油鉍劑，在哺乳前洗去。要是哺乳時疼痛明顯，可把奶汁擠出來餵嬰兒。

還可以做一些小運動：

1・放鬆頸肩式

（1）平躺在床上，屈膝，放鬆肩、背、頸部，脊椎儘量貼在床上，上半身處於放鬆狀態，不要有一絲絲的收緊感，越鬆弛越好。

（2）頭部向左轉動，停留5秒，保持自然呼吸。

（3）頭部回正，反方向轉向右方，重複2～3次。每個方向

需要多停留一會兒。

2·抬頭式

（1）雙手重疊，放於自己的下腹處。

（2）吸氣，收緊會陰，抬頭看腹部，保持均勻呼吸，持續5～8秒。

（3）呼氣，放鬆頭部，落於床上。

3·提肩式

（1）手臂向上抬起與床面垂直，用手臂的力量帶動雙肩向上。

（2）讓肩膀離開床面，多停一會兒。

（3）緩慢回到起點，重複4～8次，每次上為吸氣、下為呼氣。

4·含胸式

（1）仰臥躺好，雙手交叉抱住雙肩，含胸，感覺肩膀向內收。

（2）吸氣，抬起頭部保持呼吸順暢，持續5～8秒。

（3）呼氣，頭部落下，上身完全放鬆。

5・開胸式

（1）身體採用仰臥的姿勢，將雙腿彎曲併攏，吸氣，上身立直，雙手於尾椎處交叉握拳。

（2）首先要把手臂伸直，肩胛骨再向內收，最後把手腕儘量併攏，眼睛目視前方，保持均勻呼吸，停留5～10秒。

（3）呼氣，放鬆肩膀，打開手臂。

6・含背式

（1）雙腿併攏坐好，背部完全放鬆，額頭沉下去落於膝蓋上。吸氣，手臂向前向上抬起，儘量與床面平行。

（2）雙手交叉握拳，可以閉上眼睛，感覺自己的背部一直在向後推，保持呼吸通暢。

（3）呼氣，手臂放鬆落下，背部放鬆，抬頭向前看。

7・沉肩式

（1）上身立直，展開胸部，肩膀向下沉，雙手放在身體的兩側，指尖向外保持均勻呼吸，眼睛儘量看向遠方。

（2）呼氣，含胸放鬆，吸氣，再次背部立直，胸椎向前推，展開肩部下沉，保持10～15秒。

產後塑造迷人腰部拖不得

生育是上天賦予女性特有的權利和義務，隨著經濟的發展、文明的發達，女性在面對這一權利和義務時，承受了較以前更多的心理壓力，這種壓力除了來自傳統家庭外，更多的是對生育後身體的保養缺乏瞭解，以及時時擔心、困惑⋯⋯

下面就給大家介紹一些產後瘦腰法，幫新媽媽們解決後顧之憂。

1．伸展雙腿式

（1）雙腿併攏，自然伸直，雙手扶在雙腿膝蓋處，保持自然呼吸。

（2）兩手手心扶於雙膝內側，雙腿自然打開呈「八」字，做到打開的極限，繃腳尖向外延伸。

（3）雙手抓住雙腳腳尖，身體慢慢前推，腹部貼近地面，儘量放鬆背部與腰部，眼睛平視前方。保持這個姿勢10秒。

2．腰部轉體式

（1）從坐姿開始，雙腿併攏，腳尖向前伸直，兩手自然打開，放於體側。

（2）左腿沿地面屈膝收回，自然放在右膝外側，收緊腹部。

（3）腰部向左扭轉，右肘關節儘量抵住左膝外側，雙手指尖儘量點地，頭部向左方扭轉，眼睛平視左前方。吐氣，身體緩慢還原，反方向重複以上動作。

3．平桌式

（1）從坐姿開始，雙手指尖點地，自然放於身體兩側，腳跟微微抬起，坐骨確實坐地。

（2）吸氣，兩手手臂向前抬起，指尖向遠方延伸，同時收緊腹部，抬起小腿，與地面保持平行。

4．雙腳伸展式

保持上面的姿勢，伸展膝蓋，雙腿儘量向上伸直。使身體呈「V」字形，尾骨保持確實坐地，雙手指尖向前伸展，儘量觸碰腿部。

5‧扭轉伸展式

在上一個動作的基礎上，雙腿保持與身體呈「V」字形不動，維持身體平衡，雙手收回，於胸前相合，同時向左側扭轉上身及頭頸部，眼睛平視前方。

6‧抱頭式

（1）身體仰臥在地板上，保持自然呼吸，兩手交叉抱於頭部，彎曲雙膝，腳跟略微抬起，胸部微微上提，使後腰部略離開地面，保持臀部與地面的接觸。

（2）吸氣，利用腰腹的力量抬起上身，同時上半身儘量向左側扭轉。注意起身時頭頸部不要用力，而是用腰腹的力量帶動起身，起身後背部要直立。可反方向重複動作。在上個動作的基礎上，身體慢慢向後傾，同時彎曲左膝，左腿大腿根去靠近腹部，右腿向前方伸展，與地面略微有一定距離，右腳腳尖繃直，右肘肘關節儘量靠近左膝內側，背部不要碰到地面，眼睛平視正前方，保持呼吸5～10秒。慢慢地回復到平躺的狀態。反方向再做一次。

7‧狗伸展式

（1）身體俯臥於地面，額頭貼在地面上，兩手手心向下

扶於胸部兩側，胸部、腹部、腿部及雙腳腳面完全貼於地面，背部和肩部放鬆。

（2）吸氣，雙腳腳尖撐地，腳面立起，兩手支撐地面，下臂貼地不動，以上臂的力量支撐起全身，使身體其餘部位完全離地，抬頭眼睛平視前方，吐氣放鬆落下，重複做3～5次。

拯救下垂的臀，為身體注入活力

　　臀部下垂，常見於年齡40歲以上，或多次分娩，脂肪堆積，皮膚鬆弛下垂者。在腫脹法吸除多餘脂肪基礎上，根據脂肪堆積及皮膚鬆弛部位分別選擇臀部上外側，近靠大腿內側根部或臀部下段（臀溝）切口，在去除多餘脂肪同時，行臀肌肉等下墜組織的懸吊，去除多餘皮膚，此種手術完成後，獲得有魅力的臀形，但必須說明，在臀部會有一條切口印，當然整形醫師將切口盡可能留在臀溝，腰下段，大腿根部內側，這些部位本身就是隱蔽部位，即使穿泳裝，也不易顯露。且由於整形醫師縫合精細，時間長（6個月以後）往往更不易顯露。

　　臀部脂肪沉積的部位和多少各不一樣。根據在臀部沉積部位和臀部形態的不同，可分為臀上型，脂肪集中於臀上部，顯得突出；臀側型，脂肪集中於臀兩側，使臀部向兩側突出；臀後型，使臀後部明顯突出；均衡型，臀部沉積呈均勻分佈。臀部不論那一種脂肪沉積的類型，都是一種異常體態，缺乏美感。

下面就教大家塑造臀部的小方法：

1‧雙腿併攏俯臥於地面，雙腳腳尖繃直，腳面貼於地上，收緊臀部，雙臂彎曲放在胸部兩側，手心向下，與下臂一起貼於地面，額頭貼地。

2‧吸氣，用雙手的力量支撐起身體，雙手上臂與下臂呈90度直角，胸部離開地面，下半身繼續貼於地面上，眼睛平視前方。

3‧雙腿打開與肩同寬，再慢慢抬起，同時雙手向上舉高，頭部保持自然放鬆，眼睛平視前方，保持這個姿態10秒鐘。

從俯臥地面的姿勢開始，雙手抓住腳踝。吸氣，用背部和腹部的力量將身體儘量翹起，腿部、胸部完全離開地面，頭部向後延展，感到喉部的開張，胸部往前擴張，腹部貼在地板上，保持呼吸10～20秒。

吐氣，身體慢慢回到地板上，頭側到一邊，保持呼吸並放鬆身體。

1‧身體俯臥，頭部抬起，下巴內收，雙臂打開與肩寬，雙手手心向下，整個手臂貼於地面，雙膝彎曲跪於地面，臀部向上翹起，擴展背部，眼睛平視前方。

2‧吸氣，由胸部帶動上半身沿地面向前伸展，直至大腿貼地，在移動過程中手臂首先彎曲，然後再向上伸直，胸部和頭部向後仰，完全放鬆肩頸。

清身術，助新媽媽甩掉產後贅肉

如果腹部贅肉橫生，那是一件多麼恐怖的事情。下面教你幾個小妙招，讓你輕輕鬆鬆恢復平坦小腹。

清身術可以從口腔到腸道消化系統到肛門，進行一次徹底的「大清洗」，是一種以簡單的自身運動方式，達到內臟清潔調整的溫和且實用的方法。清腸排毒主要是透過淡鹽水配合瘦腰運動進行的。

準備工作

清晨空腹靜坐冥想5～10分鐘。準備一瓶溫的淡鹽水（稍有鹹味即可）3公升。（大概12大杯，20小杯，大家可用飲料瓶作為衡量工具）。然後，喝2～3（大概200～300毫升）杯淡鹽水，然後配合運動，做以下4式，每式做6次。

1・摩天式

兩腿分開同肩寬，手指交叉上翻，手臂高舉過頭頂，吸氣時抬起腳跟，雙眼注視手背，然後憋住呼吸數秒，呼氣時腳跟

落地還原。

2 · 風吹樹式

　　兩腿併攏，手指交叉上翻，兩臂高舉過頭頂，抬腳跟，上身緩慢右側彎，保持數秒，再左側彎保持數秒。（左右算一組，共做六組）。然後回到中間還原。自然呼吸。

　　如果你抬腳跟做有困難，就腳跟落地完成也不會影響太多效果。

3 · 腰轉動式

　　兩腳分開，手指交叉翻掌，兩臂上舉吸氣，呼氣時身體前屈90度，兩眼注視手，吸氣時身體向右方，呼氣時轉向左方。共6組，回到中間還原。

4 · 眼鏡蛇扭動式

　　俯臥，手掌放置胸兩側，緩慢支起上半身，腳尖蹬地，頭緩慢轉向右側，眼睛儘量去看左腳，保持數秒，轉向另一側相同，共6組，回到中間還原。

　　注意：這個方法一個月用一次就行了，最多兩次，因為毒

素不會囤積的那麼快的，建議大家週末心情好和空閒多的時候試一試，但如果你是胃潰瘍，十二指腸潰瘍等一些急慢性病患者就不要嘗試這項活動了。

新媽媽訓練深層肌肉，減肥更有效

產婦如果骨盆底肌肉受損，強度削弱，透過骨盆底訓練可增強這些肌肉的強度，並使受損的肌肉康復。

1・雙膝併攏，跪於地面上，雙手於身後扶在尾骨處，背部保持一條直線，頭頸部放鬆，保持自然呼吸。

2・吸氣，右腿向旁伸展，腳板踩地，從胯根部略微向下壓腿，膝蓋伸直，感到腿部後側肌肉的延展。

3・手心向上，雙手同時向上打開與肩平，指尖向外延伸。

4・從地面三角式的預備姿態開始，將左手放在左膝外側，手掌確實扶地，支撐身體重量，上半身向左側傾，右手手臂抬起向上，指尖向天花板方向延伸。

5・右上臂貼向右耳，右手手心翻轉朝上，右手指尖向右側遠端伸展。從胯根處帶動整個上半身慢慢向上翻轉，保持均勻呼吸不憋氣。

6・吸氣，在三角提胯式動作的基礎上，右腳緩慢抬起與地面平行，腳尖向前伸直，保持身體平衡，收緊腰部，眼睛看向天花

板方向，停留3～5秒，反方向重複動作。

7‧把注意力放在腳尖上，由腳尖帶動整個腿部沿順時針方向在地面上畫圈。重複3～5次，再沿逆時針方向重複3～5次。

8‧雙手放在身體兩側作為支撐，雙腿併攏上舉，小腿與地面平行。

9‧以腰部為中心帶動腿部在空中畫圈，將專注點放在大腿內側肌肉的收緊上，沿順時針方向在空中畫圈，注意腿部要完全離開地面，畫圈時要保持背部直立。重複3～5次，再沿逆時針方向畫圈3～5次。

10‧平躺在墊子上，先慢慢抬起頭部和上半身，雙手手臂伸直，隨上半身抬起。

11‧再慢慢抬起雙腿，雙腿離地15cm，再逐步向上抬起直至與地面呈15度角，注意保持身體的平衡。在空中多停留片刻，再緩慢還原，每次做6個，每個停留時保持3～5次的呼吸。

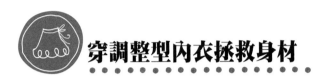

穿調整型內衣拯救身材

　　調整型內衣在女明星的帶動炒熱之後，成為女性塑造好身材的最佳利器，穿上之後身形線條立刻變窈窕許多，但是調整型內衣主要的作用在調整體內脂肪的分佈，使曲線優美，無法立即達到減肥的效果，你可能會因為穿著緊實的調整型內衣而無法大吃大喝，或是不斷提醒自己正在減肥，在食物攝取較少的情況下體重逐漸下降。

　　「調整型內衣只適合減肥的過渡時期，穿上之後你會看到自己贅肉不見了，並慢慢朝這樣的目標邁進，期望自己有一天脫下了調整型內衣後，身材也會變得勻稱完美，但穿著時間每天最好不要超過8小時為宜。」

　　調整型內衣主要依據「脂肪移位原理」，正確穿著調整型內衣持續一段時間之後，體內的脂肪因為精密計算的彈力係數及適當的壓力結構，經過加壓、推移修飾出完美曲線。

　　市面上的調整型內衣琳琅滿目，從量身定做的精品內衣到電視購物，甚至菜市場上到處都看得到，而且功能一件比一件神奇。現在我們就從調整型內衣的材質、價位、款式等一一瞭

解，幫你找到一件適合自己的調整型內衣。

1.材質

　　調整型內衣必須長時間和肌膚接觸，所以彈性、透氣性及排汗性是考慮的重點。目前市面上許多商家都強調以醫療級的彈性纖維為主要材質，即使長時間穿著也不會產生過敏或不舒服的現象，甚至有美國萊卡的國際認證，標榜伸縮性及回復力佳。也有以棉、絲等材質製成的調整型內衣，雖然吸汗性佳，觸感較柔軟，但是彈力效果較差，容易因過緊而無法長時間穿著，或是因為太鬆而失去塑身效果。

2.款式

　　主要為連身式和兩截式兩種，各商家也有推出強調不同功能的設計款，例如強調背部X形防駝設計，塑身同時改變你的體態；想修飾腿部肌肉線條，可挑選大腿雙層加壓的款式：或是時尚運動系列款式，可外穿並有時髦感，可以依個人習慣及身型挑選。

　　調整型內衣的正確穿法

1‧首先將調整型內衣的束褲拉至褲襠位置，把右手伸進右腿的褲管內，左手在外輔助拉住束褲，右手五指併攏由內往外、由下往上把大腿及臀部下方的脂肪往上推移，讓臀部儘量上提，另一邊重複同樣的動作。

2‧腹部的脂肪則由前方往兩側推均勻，由下往上慢慢扣好前3個排扣後，坐下來，屏住呼吸繼續把其他的排扣一一扣上，然後站起來。

3‧肩帶拉向上固定在肩膀的位置，用手將副乳的脂肪撥進來。接著身體先前傾45度穿上胸罩，將一隻手托住罩杯，下端固定，另一隻手將後背、腋下的脂肪順勢撥入罩杯內，兩側胸部脂肪都推到正確位置之後，身體才站直。

4‧頭調整到罩杯中心點。最後調整肩帶並將胸罩兩側邊帶拉平，傲人的曲線立即呈現。

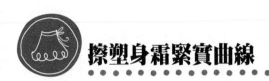

擦塑身霜緊實曲線

塑身霜像是一件隱形的塑身衣，能達到雕塑身材、緊致肌膚的效果。塑身霜的原理是將塑身霜塗抹在皮膚，透過表層吸收後，滲透到脂肪組織，加速脂肪分解、代謝；或者藉由刺激膠原蛋白，達到緊致肌膚的效果。如果你想局部雕塑身材，可以針對蝴蝶袖、小肚子、下半身肥胖等不同部位選用塑身產品塗抹，讓身材曲線更完美。

洗完澡後使用效果最好

使用塑身霜最有效的時刻，是在洗完澡後，趁著身體毛孔張開，肌膚還有餘溫時塗抹，這樣塑身霜的成分才能更有效的被吸收：或是運動前塗抹上塑身產品，藉由運動產生熱能幫助脂肪分解，運動後再塗一次，加速脂肪的代謝。

選擇塑身霜該注意什麼

市面上的塑身產品良莠不齊，最好挑選知名品牌的產品使用，避免使用來路不明、標示不清的產品，免得花錢又傷身。

有過敏膚質的人，最好先試擦在手部等小部分的區域，確定沒有過敏現象才可使用到身體上。有許多塑身產品宣稱塗抹後，會讓肌膚產生熱熱的感覺，不需要特別按摩也能達到塑身效果。此類型的產品更需要特別小心，最好先試用，如果肌膚沒有不適才可繼續使用。

首先要瞭解自己屬於何種肥胖類型，如果你的體內水分容易滯留，四肢在午後經常出現水腫現象，那就是水腫型肥胖。可以選用具有排水消腫功能的塑身霜，此類型產品大多含有辣椒素、可可精粹、薰衣草、天竺葵等成分，可以促進淋巴排毒和排汗，改善水腫情況。

如果你的體重沒有超出標準，卻還是看起來胖胖的，有可能是皮膚深層彈性不夠，呈現出鬆鬆垮垮的樣子。這種體型的人容易出現橘皮組織，想要消除橘皮現象，可選用含咖啡因、銀杏萃取物的產品，能加速脂肪新陳代謝，強化皮膚彈性，使肌膚更緊致。

搭配按摩效果更佳

按摩分為輕度與重度按摩，重度按摩以表面發紅作為判斷，通常以機器或工具輔助，作用在消除橘皮組織，軟化脂肪，代謝老廢物質，並有助於活性成分的滲透；輕度按摩則類

似穿絲襪般地由下往上按摩，塗抹瘦身產品時，輕度按摩能夠促進淋巴引流，提升產品效果。

1・大腿

內側可利用雙手由後往前拍打按摩，再換成外側，也是由後往前按摩，然後大腿後側往上提拉按摩，把大腿多餘的肉推向臀部，在瘦大腿的同時達到上提臀部的效果。

2・腹部

取適量的塑身霜，在手掌中回溫後，塗抹在腹部，兩手一起依順時針方向畫大圓圈，記得手指也要施力按摩。按摩時可躺著做，膝蓋彎曲，頭部輕微抬高，腹部稍微施力，效果更佳。

3・腰部

將雙手放在腰側，大拇指朝向背部，先用大拇指朝脊椎往下移動按摩，雙手再從腰側朝腹部中央來回按摩，想修飾腰部線條的人至少要重複7次，幫助塑身霜的成分有效吸收。

4．臀部

　　將適量的塑身產品塗抹在臀部，雙手放在臀部，雙手施力在整個臀部畫大圓圈，重複7次，如果有需要可多擦些塑身產品。雙手沿著身體側邊，以畫圓方式向背側及背部上方延伸按摩。

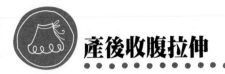

產後收腹拉伸

　　產後肚子變大似乎已經成為一種定律。許多女性在產後平平的小腹不復存在，穿什麼衣服都難看，怎麼辦呢？產後該如何收腹呢？其實，造成這個現象的原因很多，但是解決之道就是拉伸療法。

1‧基本運動：臉部朝上，平躺在地板上。雙腿自然併攏的同時，屈膝。使骨盆仍然放置在中間的地方，放鬆肩膀，雙手抱住頭部。然後深吸一口氣，先將腹部自然放平再慢慢收緊，肩膀上抬，頭部也順勢向上抬起。並深呼一口氣，注意脊背要始終保持與地面緊密接觸，還原到仰臥時，深吸一口氣。剛開始可以練習10次，慢慢要增加次數儘量到25次。次與次之間儘量不要休息，然後我們開始下面的動作。

2‧首先跪於地面，雙臂舉至前方，手掌分開，指尖朝內，帶動身體向地面下降，保持幾秒之後再慢慢向上還原。一共運動6～8次。

3‧先將身體重心置於右腿。然後用右手抱住左腿，並以此力量

用力抬起左腿，注意保持抬頭挺胸，儘量放鬆上半身，然後交換為左腿為重心，左右交替一共練習5次。

4．保持站立姿勢，雙臂向身前交叉，再往兩側擴展，注意擴展時不能呼吸。如果有能力，也可在手裡增加重物，如啞鈴等器具。以同樣的動作要領，反覆練習5～10次，交叉擴展歸為一次。

　　產後，女人除了需要恢復瘦身，還要注意保養自己的身體，還要做到以下幾點：

1．吃好、睡好

　　產婦的身心極度勞累，所以分娩後的第一件事就是讓產婦好好的睡一覺，家屬不要輕易去打擾她。睡足之後，應吃些營養高且易消化的食物，同時要多喝水。「月子」裡和哺乳期都應吃高營養、高熱量、易消化的食物，以促使身體迅速恢復及維持乳量充足。

2．儘早下床活動

　　一般情況下，順產的產婦在第二天就應當下床走動。但應注意不要受涼並避免吹冷風。也可以在醫護人員的指導下，每

天做一些簡單的運動或產後體操，有利於恢復，並保持良好的
體形。

產後一個星期，產婦可以做些輕微的家務事，如擦桌子、
掃地等，但持續時間不宜過長，更不可做負重的體力工作，否
則易誘發子宮出血及子宮脫垂。

3‧注意個人衛生

「月子」裡產婦分泌物較多，每天應用溫開水或1：5000的
高錳酸鉀溶液清洗外陰部。勤換衛生棉並保持會陰部清潔和乾
燥。

產婦每天飯後一定要刷牙，可選用軟毛牙刷輕柔的刷動。
每次吃東西後，應當用溫開水漱口。居室內經常通風，室內溫
度不可太高，也不可忽高忽低。過去常有將門窗緊閉，不論何
時產婦都要蓋厚被的說法，這是十分危險的，尤其是在夏季，
極易造成產婦中暑。

4‧儘早餵寶寶母乳

分娩後乳房充血膨脹明顯，儘早哺乳有利於刺激乳汁的分
泌，使以後的母乳餵養有個良好的開端；還可促進子宮收縮、
復原。哺乳前後，產婦應注意保持雙手的清潔以及乳頭、乳房

的清潔衛生，防止發生乳腺感染和孩子的腸道感染。

5‧合理安排產後性生活

　　惡露未乾淨或產後42天以內，由於子宮內的傷口尚未完全修復，所以絕對禁止性生活。如果為了一時之歡而忘了「戒嚴令」，很容易造成產褥期感染，甚至造成慢性骨盆腔炎等不良後果。

　　惡露乾淨較早的產婦，在恢復性生活時一定要採取可靠的避孕措施，因為產褥期受孕也是常見的事，應引起重視。

6‧按時產後檢查

　　產後42天左右，產褥期即將結束，產婦應到醫院做一次產後檢查，以瞭解身體的恢復狀況。萬一有異常情況，可以及時得到醫生的指導和治療。

7‧不要吹風、受涼

　　如果室內溫度過高，產婦可以適當使用空調，室溫一般以25℃～28℃為宜，但應注意空調的風不可以直接吹到產婦。產婦應穿長袖上衣和長褲，最好還穿上一雙薄襪子。產婦坐月子期間不可碰冷水，以防受涼或產生酸痛的現象。

折磨肚皮和骨盆修復「孕味肚」

女人們生完小孩兒後，肚皮就會變的鬆垮垮，不像以前那麼結實了，現在一坐下來，肚皮的肉馬上凸出來。折磨肚皮是產後當務之急的事。

1·要改變飲食習慣

吃完飯後不要立即坐下或趴睡，最好能保持站立的姿勢，可以選擇散散步或整理一些東西。如此除了減少脂肪堆積外，還能幫助消化。因為飯後30分鐘內，如果保持不動的狀態，最容易形成腹部脂肪。

2·走姿和坐姿要正確

走路時要抬頭挺胸、擺動手臂。常環抱手臂在胸前，腹肌沒有出力，容易突起。而且擺動手臂走路，不僅能消耗更多的能量，看起來也格外有精神。而坐下時，也要讓脊背打直，不要彎腰或挺腹，如此才能訓練腹肌，使腹肌有力而不易鬆垮。

3．要配合運動

搖搖呼啦圈或隨時做一做仰臥起坐、伸伸懶腰，都能逐漸消除腹部脂肪，而使腹肌日益結實而不易再堆積脂肪。

除了減掉肚子上多餘的肉，骨盆也是個需要減得地方。鍛鍊骨盆最有效的方法就是模仿四足動物，尤其是貓科動物的行為方式，因為貓科動物的腰和骨盆都是非常靈活和強壯的。

中國氣功裡也有模仿動物的功法。介紹鍛鍊的兩種方法：

臥式鍛鍊：

靠床沿仰臥，臀部放在床沿，雙腿挺直伸出懸空，不要著地。雙手把住床沿，以防滑下。

雙腿合攏，慢慢向上舉起，向上身靠攏，雙膝伸直。

當雙腿舉至身軀的上方時，雙手扶住雙腿，使之靠向腹部，雙膝保持伸直。然後，慢慢地放下，雙腿恢復原來姿勢。如此反覆六次，每天一回，可常年不輟。

立式鍛鍊：

站立，雙腿微分開，收縮兩側臀部肌肉，使之相挾，形成大腿靠攏，膝部外轉，然後收縮括約肌，使陰道往上提的方向

動，經過耐心鍛鍊，即可學會分清陰道和肛門括約肌收縮，改善陰道鬆弛狀態，提高陰道的夾縮機能，藉以掌握夫妻同房時的收縮能力，使性生活和諧、美滿。

　　這些小運動的方法很驚人，產後的小肚子可在兩三個月內就見成效。

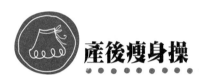

產後瘦身操

　　產後的婦女，由於在懷孕時胎盤分泌過多胰島素分解，使胰島素的分泌降低，造成血糖過高，尤其是飯後血糖特別高，很可能出現第二型糖尿病的傾向，體重也大量增加，就這樣形成產後肥胖。

　　產後女性的腹部肌肉異常鬆弛，為儘早恢復體形，在產後應儘快做有利於鍛鍊腹部肌肉的瘦身操，這無疑是最簡單、最經濟、效果最好且沒有副作用的最佳策略。

1．第一天

　　（1）仰臥，雙膝屈曲，腳平放在床上，兩腳併攏。做深吸氣，然後收緊腹壁肌肉，呼氣，再稍稍放鬆。如此重複4次，每日做2回。

　　（2）出仰臥，腿伸直，腳併攏。做屈伸足趾的動作，然後以踝部為軸心，向外及向內活動兩腳，收縮腿部肌肉，雙膝向床面下壓，重複數次，每天兩回。

2 · 第二天

重複第一天的練習，再加下面3項。

（1）仰臥、屈膝、雙腿併攏，做收縮肛門的動作，像控排便那樣，每天做兩回，每回做3～4次。如果會陰疼痛可做1～2次或過一天再做。

（2）俯臥，在頭部、腹部和小腿下墊上枕頭，用這種姿勢放鬆休息半小時左右從上面的位置轉過身來，舒展、休息自己的身軀。

3 · 第三天

重複第一、第二天的練習，再加下面3項。

（1）保持仰臥的姿勢，收縮腹部和髖、臀部肌肉，兩臂伸直，兩手觸碰雙膝，持續一個短時間，然後放鬆。重複3～4次，每天2次。

（2）仰臥，雙腿伸直。收縮腹肌的同時，右腳跟儘量向上滑，恢復原位後，再左右輪換。每日做3～4次。

4 · 第四天，第五天

重複第一天、第二天、第三天的練習。

5．第六天至第十四天

同第四天、第五天，外加2～3次仰臥起坐。

6．從第十四天起，可進行下述動作

（1）雙足併攏站在地上（或小椅子上），然後慢慢將一腿向一側抬起，越高越好，每腿各做6次，亦可用手扶住椅背做。

（2）雙手雙膝支撐身體，一腿向後伸直，不要彎曲，然後用抬起的腿劃一圓圈，還原，兩腿各做6次。

（3）仰臥床上，雙腿伸直併攏，兩臂平放於體側，從床這一頭滾至另一頭，再滾回來，手臂、身體、腿部不要彎曲，滾動2分鐘。

（4）仰臥、屈膝，雙足著地，挺起臀部，使之與背部成一直線，雙膝雙腿併攏，收縮肛門，還原，做6次。

（5）用手、膝支撐身體，用力收縮腹肌，然後坐於腳跟上，身軀前後做波浪式運動。做6次。

（6）跪在墊子上，上身直立，雙手抱頭，雙膝保持不動，左右轉身12次。

孕婦瑜伽，情感身心的「雙贏」

　　孕婦練習瑜伽可以增強體力和肌肉張力，增強身體的平衡感，提高整個肌肉組織的柔韌度和靈活度；同時刺激控制荷爾蒙分泌的腺體，增加血液循環。加速血液循環，還能夠很好地控制呼吸。練習瑜伽還可以起到按摩內部器官的作用。此外，針對腹部練習的瑜伽可以幫助產後重塑身材。瑜伽有益於改善睡眠，消除失眠，讓人健康舒適，形成積極健康的生活態度。瑜伽還能幫助人們進行自我調控，使身心合而為一。具體方法是：

1.屈膝坐好，腳心相對，兩手十指相交，手心抱腳尖。

2.腳跟向後挪，儘量靠近會陰（剛練習瑜伽的朋友如果感覺這樣坐有困難，可以在臀部下放一個小墊子），伸直脊柱，眼望前方。經常保持這種姿勢會使我們體態更好，還能消除含胸、駝背的不良習慣。

3.呼氣，以腰部為支點，身體前傾，慢慢使整個上半身儘量貼近前側地面，前額貼近地面，同時肘部緊貼膝蓋窩，將兩膝壓

向地面。保持自然呼吸20～30秒。意識集中在脊柱，體會脊柱的延伸感，整個背部肌群得以擴張了。

4‧深深吸氣，以頭部帶動頸部、上背部、中背部、下背部，緩緩回到坐立姿勢。

5‧呼氣，將兩腳稍移開會陰部位，放鬆。

6‧我們繼續來做這個姿勢。當上半身再次貼近前側地面時，我們將意識集中在腹部，感覺內臟得以按摩，消化功能得到改善，促進了新陳代謝。腿部患有痙攣疾患的朋友若常做這種練習，痙攣能慢慢得以緩解甚至消除。

7‧吸氣，將上半身慢慢抬高，回到坐立姿勢。

8‧一般每個瑜伽姿勢都是做3次，那我們再做一次吧！

9‧當我們的上半身再次貼近前側地面時，我們感覺腿部的柔韌性得到鍛鍊。對患有坐骨神經痛的朋友來說，這也是一個極佳的鍛鍊。同時還鍛鍊了髖關節和骨盆區域。

10‧吸氣，我們將上半身抬起，兩腳略向前，兩手臂抱在小腿前側，放鬆。

身體週期瘦身，脂肪最燃燒

　　所謂的生理期減肥，就是運用生理週期將瘦身分為四個階段，分別是月經來的1～7天稱為瘦身福利期、月經後的第7～14天稱為瘦身超速期、月經後的第14～21天稱為瘦身平快期、以及月經後的第21～28天稱為瘦身緩慢期。

　　在這四個階段，依據身體的機能狀況並配合飲食，可以達到減重的目的。

1‧休息期（1～7天）

　　月經來臨時，由於黃體激素的分泌下降，情緒開始低落，經常無緣無故的憂鬱，發脾氣。如果這個時期睡眠不足、過度疲勞，容易在眼睛周圍出現短暫的色素沉著。月經來臨的第2～3天，皮膚變得非常敏感，抵抗力降低，可能會出現生理痛，心情常常不好，再加上激素分泌減少，皮膚會變得極為乾燥，毛孔也變得粗大，這種變化通常在經期開始後的第4～5天便自然消失。

　　不要試圖在此階段進行節食或超強運動量的減肥，而是將

目標放在「塑形」上。月經初期也是塑造健美身材的好時機，而過度的節食容易導致脫水卻不能減去脂肪。

此階段可以補充富含鐵質的食物，如豬肝、豬血、海帶、菠菜、葡萄等。也可以選擇輕柔的徒手運動，比如簡化太極拳、普拉提等等。

2・超快期（7～14天）

女性一般在月經後第14天排卵，雌性激素分泌達到頂峰後開始減少，而孕酮分泌開始上升。雌性激素和雄性激素分泌旺盛時，會加快體內碳水化合物、脂肪、蛋白質的吸收和消耗。這是你一個月當中感覺最棒的時間，無論是心情還是身體都很有活力，喜歡運動和各種挑戰。這個時候也最適合瘦身。

此階段可以進行一些力量型運動，如跑步、有氧操以及一些器械運動都可以幫助你在這段時間內消耗熱量，而網球和球操則是最佳的選擇。如果沒有時間去健身房，可以選擇跳繩作為瘦身方式，每天早晚跳200下甚至更多，效果非常明顯。

飲食上多補充高纖維食物，如蔬菜、水果、全穀類、全麥麵、糙米、燕麥等食物。

攝入足夠的高纖維食物，可促進動情激素排出，增加血液中鎂的含量。

3．平快期（14～21天）

這段時間你不會有什麼特別的感覺，但生理期前一周的問題正在醞釀，皮脂分泌漸多，黑色素活化，可能會長暗瘡，而你的心情可能會變得比較起伏，時而平靜，時而加速。

現在可是瘦身的有利時期，雖然效果可能不如上個階段那樣顯而易見，但仍可以獲得不錯的瘦身效果。建議一周的運動時間保持在6個小時以上。跑步機、有氧操以及一些器械運動可以幫助你在這段時間內消耗熱量，而網球和球操則是最佳的選擇。

4．緩慢期（21～28天）

這段時間你的感覺比較複雜，前期精力還算旺盛，但後期卻容易疲勞。由於受體內激素的影響，體內分泌黃體激素十分活躍，同時引起皮下脂肪活躍，身心狀況都開始不穩定，臉上會有油膩和粉刺情況，此時你又快要回到初期的生理狀態了。

這個時期可以繼續進行前一階段的有氧運動，同時還需要一些力量訓練，運動時間可保持在每週3小時左右。

也可每天進行30分鐘的瑜伽練習，可以使你的身體柔軟，心情安詳，同時適當的骨盆伸展姿勢可以促進血液循環，減少水腫及痛經。

　　此時期可多補充蛋白質。多吃肉類、蛋、豆腐、黃豆等高蛋白食物，以補充經期所流失的營養素、礦物質。

小資女塑身法：讓妳花小錢，大變身！

雅致風靡　典藏文化

親愛的顧客您好，感謝您購買這本書。即日起，填寫讀者回函卡寄回至本公司，我們每月將抽出一百名回函讀者，寄出精美禮物並享有生日當月購書優惠！想知道更多更即時的消息，歡迎加入"永續圖書粉絲團"您也可以選擇傳真、掃描或用本公司準備的免郵回函寄回，謝謝。

傳真電話：（02）8647-3660　　　電子信箱：yungjiuh@ms45.hinet.net

姓名：	性別：	□男	□女

出生日期：　年　月　日　電話：

學歷：　　　　　　　　職業：

E-mail：

地址：□□□

從何處購買此書：　　　　　　購買金額：　　　元

購買本書動機：□封面 □書名 □排版 □內容 □作者 □偶然衝動

你對本書的意見：
內容：□滿意□尚可□待改進　　編輯：□滿意□尚可□待改進
封面：□滿意□尚可□待改進　　定價：□滿意□尚可□待改進

其他建議：

總經銷：永續圖書有限公司

永續圖書線上購物網
www.foreverbooks.com.tw

您可以使用以下方式將回函寄回。

您的回覆，是我們進步的最大動力，謝謝。

① 使用本公司準備的免郵回函寄回。

② 傳真電話：（02）8647-3660

③ 掃描圖檔寄到電子信箱：

　　yungjiuh@ms45.hinet.net

沿此線對折後寄回，謝謝。

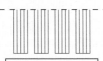

廣 告 回 信
基隆郵局登記證
基隆廣字第056號

2 2 1 0 3

雅典文化事業有限公司　收
新北市汐止區大同路三段194號9樓之1

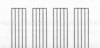 雅致風靡　典藏文化